Birgit Stappen / Reinhard Dinter

Hospiz

W0233193

HERDER spektrum

Band 4943

Das Buch

Informationen über alles, was mit Hospizen zusammenhängt, für alle, die sich überlegen, in die Hospizarbeit einzusteigen: Worauf lasse ich mich ein, wenn ich Sterbenden begegne? Worauf muss ich in der Begleitung achten? Wie gehe ich mit den Angehörigen um? Und wie mit meiner eigenen Trauer? Wo und wie gibt es Möglichkeiten zur Supervision? Wie sieht der finanzielle Rahmen aus (Organisation, Versicherungen, Übernahme von Weiterbildung)? Wie lässt sich das Verhältnis von Ehrenamtlichen und Hauptamtlichen gestalten? Wo sind Hospize angesiedelt, welche Formen gibt es (stationär, ambulant, Gruppen in Gemeinden etc.)?

Die wichtigsten Fragen, die auftauchen, wenn man sich engagieren will, werden hier kompetent, direkt aus der Praxis beantwortet.

Die Autoren:

Birgit Stappen, Prof., Dr., Diplompsychologin, tätig an der KFH Mainz im Bereich Pflegemanagement.

Reinhard Dinter, Prof., Diplom-Ökonom, tätig an der KFH Mainz im Bereich Pflegemanagement.

Birgit Stappen / Reinhard Dinter

Hospiz

Was Sie wissen sollten,
wenn Sie sich engagieren wollen

Herder
Freiburg · Basel · Wien

Gedruckt auf umweltfreundlichem,
chlorfrei gebleichtem Papier

Originalausgabe

Alle Rechte vorbehalten – Printed in Germany

© Verlag Herder Freiburg im Breisgau 2000
Satz: Rudolf Kempf, Emmendingen
Herstellung Freiburger Graphische Betriebe 2000
Umschlaggestaltung und Konzeption:
R·M·E München / Roland Eschlbeck, Liana Tuchel
Umschlagfoto: © KNA
Autorenfoto Birgit Stappen: © Foto Rimbach, Mainz
ISBN 3-451-04943-0

Josef Müller gewidmet

Inhalt

1.
Zwischenmenschliche Begegnungen mit Sterbenden und ihren Angehörigen

(von Birgit Stappen)

Als Studentin suchte ich eine für mich sinnvolle soziale Aufgabe und wollte mich ehrenamtlich regelmäßig für einige Stunden in der Woche dort einsetzen, wo ich wirklich gebraucht würde. Ich bot mich an, in einer Klinik auf der inneren Station Kranke zu besuchen. Schon bald stellte sich heraus, dass viele nach ärztlichen Eingriffen sehr schnell wieder nach Hause gehen oder sich an Spezialisten auf medizinischem Gebiet wenden. Die Stationsschwester, die für meinen Einsatz eine Ansprechpartnerin war, wies mich auf eine ältere Frau hin, die schon länger Patientin in der Klinik war und sterbend sei. Ich fragte mich:

Was bedeutet es, nur noch wenige Tage oder Wochen an Lebenszeit vor sich zu haben?

Was kommt auf mich zu?

Was soll ich sagen oder tun, wenn ich im Zimmer mit der Kranken allein bin?

Ich spürte, dass meine Phantasien mir Angst einflößten. Als ich mit Freunden das Gespräch suchte, um vielleicht hier mehr Klarheit zu gewinnen, stieß ich auf vorsichtige Zurückhaltung. Auch sie waren unsicher. Dennoch wollte ich die Bitte der Pflegenden, sie zu entlasten, nicht ausschlagen und wurde der alten Dame vorgestellt. Sie freute sich zunächst darüber, ein wenig mehr Gesellschaft und menschliche Nähe zu erfahren, weil die vielen Stunden des Alleinseins ihr lang waren und sie ins Grübeln kam. Sie war vom Arzt über ihre medizinische Diagnose und Lebenserwartung aufgeklärt worden. Unsere erste Begegnung verlief freundlich und aufgeschlossen. Nach einer Weile lehnte sich Frau K. zurück, um ein bisschen

11

auszuruhen. Ich blieb mit ihrer Zustimmung dennoch an ihrem Bett sitzen. Es tat ihr gut, jemanden in ihrer Nähe zu wissen. Dann wachte sie nach einem kurzen Schlaf auf und fragte mich: „Bin ich gleich tot?". Worauf weder sie noch ich letztlich eine Antwort wussten. Für sie selbst war die Vorstellung ihres so baldigen Lebensendes genauso unvorstellbar und verunsichernd wie für mich. Dieses Eingeständnis unser beider Unbeholfenheit angesichts des Todes stellte ein erstes Band zwischen uns dar. Gemeinsam harrten wir aus im Warten auf das Unbekannte. Wir vereinbarten, dass ich sie jeden Tag auf ein Stündchen besuchen kommen sollte um zu sehen, wie es jeweils ist und ob ich konkret etwas für sie tun könnte. Das Wichtigste war für sie, dass ich da war für sie. Vier Wochen vergingen. Unsere Begegnungen waren recht unterschiedlich. Manchmal war Frau K. müde und erschöpft und blickte nur ein wenig auf, um zu registrieren, dass jemand bei ihr war. Ein anderes Mal ergaben sich Gespräche, in denen sie mir aus ihrem Leben erzählte. Schließlich formulierte sie aus ihren Erfahrungen Ratschläge für mich. So lebten wir in einem Austausch, in dem jede bemüht war um die Anliegen der anderen. Immer weniger konnten wir uns das baldige Ende unseres so natürlichen Kontaktes vorstellen. Wie bei einer Kerze flackerte das Leben immer wieder auf und glich Schwäche und Müdigkeit von Mal zu Mal aus. So war ich überrascht und sehr betroffen, als ich eines Morgens kam und der Krankenhausseelsorger mir sagte, dass meine nun so gute Bekannte ganz still in der Nacht eingeschlafen sei. Sie hatte aufgehört zu atmen, wirkte entspannt und ruhig auf ihrem Totenbett. Mein Empfinden war zunächst erschrocken und traurig. Ein bisschen ahnte ich, dass das Ereignis für mich als Begleiterin aufregender war als für die Sterbende selbst. Viel zu sehr schien ich mit mir selbst beschäftigt um zu begreifen, dass der Tod für sie leicht und erlösend gewesen war. Ich überlegte, was wohl ihr Vermächtnis für mich gewesen ist und was ich aus unserer Begegnung von ihr lernen kann. Sie hat mir persönlich die Angst genommen vor der Berührung mit Sterben und Tod. So war ich frei und offen geworden dafür, diese letzte Lebenszeit mit ihr zu gestalten. Sie selbst ist für mich zu einem Geschenk geworden, das mein Leben bereichert und mir und ihr Freude bereitet hat.

Eine andere für mich prägende Erfahrung ergab sich aus dem Kontakt mit sterbenden Kindern auf einer onkologischen Station einer Universitätsklinik. Man versuchte in Situationen, die andere Ärzte als ausweglos bezeichnet hatten, mit Mitteln der modernen Medizin das Leben der Kleinen zu verlängern. Das 6-jährige afrikanische Mädchen Hawa war seit zwei Jahren Patientin. Nachdem Knochenkrebs den Kiefer des Kindes zerfressen hatte, wollte man nun versuchen, mit eigenem Körperfleisch die entstellte Gesichtspartie zu überdecken. Dazu waren ungezählte Operationen notwendig, um die am Fuß gezüchtete Haut in 6-wöchigen Abständen immer höher zu transplantieren und schließlich das Gesicht zu erreichen. Hawa war ein weises Mädchen, das sich rührend um andere Kinder kümmerte, die mit letaler Diagnose eingeliefert wurden. Gerade bei Kindern, die von weit herkamen, zogen sich Eltern und Verwandte nicht selten zurück. Sie hatten ihr Kind aufgegeben und fühlten sich ausgesprochen hilflos. Dem Aufwand, über eine größere räumliche Entfernung den Kontakt zum kleinen Sterbenden aufrecht zu erhalten, waren sie nicht gewachsen – vielleicht auch deshalb, weil ihnen damals keine Begleitung angeboten wurde. Hawa konnte dem Kommen und Gehen nicht ausweichen. Immer wieder schloss sie Freundschaft und musste loslassen, wenn ein kleiner Spielkamerad starb. Sie entwickelte ein erstaunliches Mitgefühl und schlichtes Verstehen. Besonders hatte sie ein 4-jähriges Mädchen aus England ins Herz geschlossen, dessen Leukämie fortgeschritten war und das ebenso wie sie allein war. Bei meinen Besuchen spielten wir viel zu dritt und die Kleine wünschte sich so sehr eine Negerpuppe, die Hawa ähnlich sehen würde. Ich fasste den stillen Vorsatz, ihr gelegentlich diese Freude zu bereiten, schob den Kauf aber immer wieder hinaus. Eines Tages

13

fand ich das Mädchen sehr still und zurückgezogen. Seine Krankheit hatte sich abrupt verschlechtert und es war unmissverständlich für uns, dass sie Abschied nahm. Mein ganzes Herz wehrte sich und ich lief in die Stadt, als könnte ich durch das Geschenk der Puppe die Kleine wieder in unsere Welt zurückholen. Als ich hoffnungsfroh mein Paket ins Krankenhaus brachte, wendete sich meine kleine Freundin von mir ab. Sie hatte kein Interesse mehr. Wie beschämt war ich doch, als Hawa mich mit wissendem Blick ansah und ganz still das sterbende Kind in den Arm nahm. Unter dem Druck, noch etwas „tun" zu wollen, hatte ich ganz übersehen, dass eigentlich nur menschliches Dasein wichtig war. Hawa, die in ihrem jungen Leben schon soviel Schmerz bewältigt hatte, wusste dies. Ich war dankbar, dass ich dies aus ihrem unverstellten kindlichen Empfinden lernen durfte.

In der Begleitung Sterbender geht es ganz zentral darum, den Wert des füreinander Daseins zu erkennen, die geschenkte Zeit miteinander unverkrampft zu gestalten und dabei auf die Bedürfnisse des Sterbenden, aber auch auf eigene Empfindungen zu achten. Das Leben mit den Phänomenen Sterben und Tod und die bewusste Auseinandersetzung mit Grenzerfahrungen ist in unserer modernen Leistungsgesellschaft noch immer mit einem Tabu belegt. Hierdurch sind bei vielen Menschen Ängste entstanden, die ihnen den natürlichen Umgang mit der Endlichkeit und Endgültigkeit des Daseins erschweren. Auch sind Abschiednehmen und Trauern zu einem sehr privaten Vorgang geworden. Erst wenn man den Mut aufbringt, sich diesen Themen dennoch zuzuwenden, oder durch eigene Betroffenheit hingeführt wird zu den letzten Fragen, verlieren Sterben und Tod ihren Schrecken. Viele finden zu einer vertieften Dimension ihres Lebens, in dem sie durch Sterbende erkennen, was wirklich zählt, und lernen, Grenzen und Verluste zu meistern. Um dies zu erleichtern, werden an dieser Stelle nun Erfahrungen im konkreten Umgang mit Sterbenden und ihren Angehörigen beschrieben. Es soll dabei deut-

lich werden, dass eine Begleitung auf dem Weg des Abschiednehmens nicht nur den Sterbenden beschenkt, sondern auch
das Leben dessen reicher macht, der mitgeht.

Die nun folgenden Erfahrungen werden verschiedenen Zielen
zugeordnet, die für eine angemessene und qualitätsvolle Verwirklichung der Hospizidee von Bedeutung sind. Bei diesen
Zielen geht es darum,
– die Autonomie des Sterbenden zu achten
– Leben bis zuletzt zu ermöglichen
– den Sterbenden und seine Angehörigen als Mitglieder einer
  Familie oder eines sozialen Systems zu sehen
– die bewusste Auseinandersetzung mit der Endlichkeit und
  Endgültigkeit des Lebens zu fördern
– Gefühle zu akzeptieren und zu klären
– ein vertieftes Anteilnehmen zu erlernen
– Sozialberatung zu vermitteln und
– in spirituellen und religiösen Fragen zu begleiten.

Nur in gemeinsamer Anstrengung sind diese Ziele erreichbar.
Dies bedeutet die Bereitschaft zur Zusammenarbeit in einem
Team, in dem sich ehren- und hauptamtlich Helfende in
gegenseitiger Wertschätzung partnerschaftlich ergänzen. Die
Begleitung Sterbender berührt viele Bereiche. Neben den medizinischen und pflegerischen Gesichtspunkten spielen auch
hauswirtschaftliche und finanzielle Möglichkeiten eine Rolle.
Seelsorger und soziale Berater sind ebenso wichtige Partner.
Ganz entscheidend ist die zwischenmenschliche Beziehungsgestaltung, zu der ehrenamtlich Helfende wesentlich beitragen können. Das Gefühl, einem Menschen wichtig zu sein,
gibt vielen Sterbenden erst den Mut, ihrem Leben bis zuletzt
Würde zu geben, es anzunehmen und durchzutragen. Wenn
nun die oben genannten Ziele konkretisiert werden, wird aus
diesen Gründen der zwischenmenschlichen Begegnung eine
zentrale Bedeutung eingeräumt.

Man muss nicht eine eigentliche Fachausbildung vorweisen können. Vielmehr ist es wichtig, die Hauptamtlichen durch ehrenamtliches Engagement zu ergänzen und zu unterstützen. Im Folgenden sind in erster Linie Personen angesprochen, die Interesse an einem solchen Einsatz haben. Wenn ich auf die unterschiedlichen professionellen Helfer näher eingehe, so geschieht dies mit dem Ziel, Kenntnisse über deren Anliegen und Aufgaben zu vermitteln, um das Charakteristische im Blick auf ehrenamtliche Begleitung näher bestimmen zu können.

Die Autonomie des Sterbenden wahren und schützen

Seit alters her beten Menschen z. B. im „Ave Maria" um eine „gute" Todesstunde. Es ist häufig die Vorstellung vom Schutzengel angesprochen, der über die Schwelle geleitet und behütet. Damit wird deutlich, dass Menschen nur ein relativ kleines Stück des Weges mitgehen können in den Grenzen ihrer Möglichkeiten. Das letzte Stück geht jeder allein. Jeder Mensch hat seinen ureigenen Tod und er ist nicht zu vergleichen mit anderen Erfahrungen am Lebensende. Manch einer möchte vorbereitet sein auf die letzte Stunde, andere wünschen sich ein schnelles und abruptes Ende. Es gibt keine Norm. Dies sollte uns dazu anregen, ganz besonders auf die individuellen Wünsche und Vorstellungen zu achten.

Frau A., eine hochbetagte Frau mit fast 90 Jahren, lebte seit ihrer Erblindung zehn Jahre in einem Altenheim. Ihre Lebensbedingungen entsprachen nicht mehr den allgemeinen Vorstellungen von Lebensqualität. Mit der Zeit kam noch eine Gehbehinderung hinzu, die die alte Dame an Sessel und Bett fesselte. Um am Zeitgeschehen teilhaben zu können, hörte die ehemals politisch engagierte Frau viel Radio und freute sich über den gelegentlichen Besuch von Bekannten und auf mein

Kommen als ehrenamtliche Helferin. Trotz der großen Einschränkungen lebte sie gern und liebte es, aus ihrem langen ereignisreichen Leben zu erzählen. So wurden wir einander immer mehr vertraut. Ich bewunderte ihre Genügsamkeit und Zufriedenheit in dieser Situation. Eines Tages stellte sich in ihrem Altenheim ein personeller Engpass ein und die Pflegequalität verschlechterte sich drastisch. Ohne anzuklopfen kamen Mitarbeiter ins Zimmer, stellten das Essen kommentarlos auf den Tisch. Vorsichtig musste die blinde Frau A. mit den Händen ertasten, was die Mahlzeit enthielt und wie sie diese zum Munde führen könnte. Durch solche und ähnliche Erlebnisse fühlte sich die alte Dame zutiefst gedemütigt, „eingesperrt wie in einem Käfig", in ihrer menschlichen Würde missachtet. Sie hätte erwartet, dass man ihr sagt, was auf dem Teller ist und die Lebensmittel so zubereitet, dass sie diese mit ihrer Behinderung leichter zu sich nehmen kann. Es war gut, dass ich ein wenig ihre Anwältin sein konnte, indem ich ihre Anliegen weitergab und selbst ihr nach Möglichkeit Gesellschaft beim Essen leistete. Bedingt durch Pflegemängel gab es Stunden, in denen Frau A. ihren persönlichen Lebensstil so sehr entbehrte, dass sie glaubte, ihre Identität zu verlieren. Weinend drückte sie ihre Vermutung aus, dass ihre Mutter sie in diesen Lebensumständen wohl kaum mehr erkennen würde. So sehr fühlte sie sich entfremdet von ihrem eigenen Selbst. Durch mein Zuhören und Verstehen konnte sie mir mitteilen, was ihr wirklich wichtig war und wer sie war. Dabei nahm sie auch großen Anteil an meinem Leben. So wurden wir Freundinnen, die bis zur letzten Stunde miteinander verbunden blieben und sich gegenseitig beschenkten.

Es gibt kein Leitbild eines würdevollen Sterbens. Jeder Mensch erlebt seinen Tod in seiner ganz persönlichen Eigenart. Deshalb ist es so wichtig, die Autonomie des Sterbenden anzuerkennen und zu fördern. Der Sterbende selbst steht als „ganzer" Mensch im Mittelpunkt allen Bemühens, nicht seine einzelnen Krankheitssymptome.

Seine Lebenssituation sollte trotz aller Begrenzungen Wahl-
möglichkeiten eröffnen – und sei es nur in einem ganz kleinen
Bereich (ob er sich beispielsweise gern ankleiden möchte oder
sich eine Mahlzeit wünscht). Als ich selbst sehr jung meine
Besuche auf einer inneren Station anbot, lernte ich eine Frau
mittleren Alters kennen, die sich vehement gegen ein Gespräch mit mir wehrte. Ich sei in ihren Augen viel zu unerfah-
ren und deshalb weder vertrauenswürdig noch kompetent für
ihre Probleme. Ich fühlte mich sehr gekränkt und lernte erst
später zu verstehen, dass die Genugtuung, meine Hilfe abzulehnen, ein heilsamer Schritt für das Selbstbewusstsein dieser
Frau war. Selbstbestimmung mit der Möglichkeit, auch „nein"
zu sagen und sich damit abzugrenzen, ist lebenswichtig für einen Menschen, der schwere Kränkungen und Leid hinnehmen
muss. Wenn jemand durch eine zum Tode führende Krankheit
gezwungen ist, vieles nicht Gewollte und Schmerzliche hin-
zunehmen, dann kann es für ihn eine große Hilfe sein entscheiden zu dürfen, ob er eine Unterstützung oder den Besuch
eines Begleiters grundsätzlich oder zu gewissen Gelegenheiten
möchte. Er braucht Lebensbereiche, in denen er nicht „Opfer"
ist und selbst Kontrolle übernehmen kann. Die Begleitung
Sterbender erfordert ein sensibles Ohr auch für Bedürfnisse
nach Distanz und Abgrenzung, die es zu respektieren und vor
allem nicht persönlich zu nehmen gilt. Alle gut gemeinte Hilfe sollte als ein flexibles Angebot unterbreitet werden, aus
dem ein Sterbender auswählen und frei entscheiden darf.

Ganz zufällig erfuhr ich, dass eine Frau, die mir in den Kin-
dertagen nahe stand und von der ich lange nicht gehört hatte,
an einer unheilbaren Krankheit litt, die sehr bald zum Tode
führen würde. Die Tochter machte mir Mut und erklärte mir,
dass es gerade die früheren Kontakte und Begegnungen sind,
die ihre Mutter im Abschied nehmen beschäftigten. Das
Wiedersehen war für sie eine Freude „wie Weihnachten". Wir
hielten in der Folge unsere Verbindung aufrecht bis zu ihrem
Tod. Obwohl sie zeitweise offen und realistisch über ihre Si-

tuation sprechen konnte, leugnete sie von Zeit zu Zeit diese Wirklichkeit und schmiedete Zukunftspläne. Phantasievorstellungen von schönen Erlebnissen taten ihrer Seele gut, verbanden sich mit guten Erinnerungen und erleichterten es, die Ausweglosigkeit zu ertragen. Die vorrübergehende Verdrängung der Not wirkte für sie wie eine Gnade. Es wäre schlimm gewesen, hätte ich als Begleitende dies nicht respektiert und mein „besseres Wissen" ausgedrückt. Es war angebracht, ein wenig mit ihr zu träumen. Das hat sie gebraucht. Das war in diesem Moment wichtig für sie.

Begleitende sollten Respekt vor allen emotionalen Äußerungen des Sterbenden zeigen, sie nicht bewerten, auch dann nicht, wenn es sich gar um Suizid- und Euthanasiegedanken handelt. Ein aktiver sportlicher Mann erlitt im Alter von 70 Jahren in Folge eines Unfalles eine Querschnittlähmung vom Halswirbel an. Drei Jahre ist er ans Bett gefesselt bei vollem Bewusstsein. Entzündungen, Infektionen, Fieber, Druckgeschwüre machen mehrere Krankenhausaufenthalte notwendig. Künstliche Ernährung, Beatmung, Absaugen des Speichels bestimmen den Alltag. Langsam werden die Kräfte ausgezehrt. Ein langes mühevolles Sterben hat begonnen. Akute Schmerzen können medikamentös beeinflusst werden, manchmal um den Preis der Bewusstseinstrübung. In klaren Momenten bittet Herr D. Personen seines Vertrauens, ihn von seinem von ihm als sinnlos und qualvoll erlebten Leiden durch Tötung zu erlösen. Er durchschreitet tiefe Phasen der Verzweiflung und Depression, bevor er die Zuneigung und Nähe seiner Angehörigen spüren und würdigen kann. Er ist unendlich dankbar, soviel Liebe zu erfahren. Seine Stimmungen bewegen sich auf und ab. Er ringt um seinen Entschluss, aus dem Leben zu gehen, könnte ihn aber nicht selbst in die Tat umsetzen. Offene Gespräche mit einer begleitenden, außen stehenden Person können für ihn in seinem Klärungsprozess sehr hilfreich sein. Ein Sterbender, dessen Autonomie geachtet wird, hat das Recht alles zu sagen, was ihn bedrückt, ohne dabei eine Be- oder Abwertung zu erfahren. Alles darf zunächst einmal sein. Verständnis zeigen ist nicht gleichbedeutend damit, eine Sicht zu teilen oder gar zu billigen. Ein leidender Mensch braucht Raum für seine gefühlsmäßige Auseinandersetzung mit seinem Schicksal. Begleitende müssen sich davor hüten, „Ratschläge" zu erteilen, die leicht „Fehlschläge" sein können, oder was noch schlimmer wäre, selbst die Bestimmungsgewalt zu übernehmen.

Es ist absolut notwendig, den Sterbenden an allen ihn betreffenden Entscheidungen zu beteiligen und gemeinsam mit ihm nach Perspektiven für sein verbleibendes Leben zu suchen. Dabei spielt seine Lebensgeschichte eine wichtige Rolle.
– Wie hat er bisher gelebt?
– Worauf hat er Wert gelegt?
– Welche Art und Weise hat er bevorzugt, um seine Lebensaufgaben zu bewältigen?
– Was sind Merkmale und Ziele seiner Persönlichkeit?
In dieser lebensbiografischen Arbeit geht es darum, Ressourcen (persönliche Stärken und Kraftquellen) aufzuspüren und den Lebens- und Erlebensstil zu erforschen.

Ein Beispiel mag zeigen, dass es sich hier nicht um ein Aushorchen handelt, sondern um ein sensibles Erspüren mit dem Ziel, den Sterbenden wieder näher an seine persönliche Identität heranzuführen. Ein altes Sprichwort sagt sinngemäß: „Ein Freund ist jemand, der die Melodie deines Herzens kennt und sie dir vorsingt, wenn du sie zu verlieren drohst." Sterbenden Freund sein kann heißen, auf Wunsch Kontakte aus früheren Zeiten wieder zu beleben und zu vermitteln. Es kann aber auch sein wie in folgender Begebenheit: In meiner ersten Begegnung mit einer hochbetagten sterbenden Frau ließ sie mich unter Tränen wissen, sie sei sehr elend, und tief verzweifelt. Aus meiner Bitte, mich doch ein wenig Anteil nehmen zu lassen an ihrem Leben, wer sie sei und was ihr wichtig sei, entstand eine tiefe zwischenmenschliche Nähe und Freundschaft, die uns beide bis um Augenblick ihres Todes beschenkt hat.

Der Sterbende darf nie den Eindruck gewinnen, sich auszuliefern. Vertrauen kann nur wachsen, wenn er die Wertschätzung seiner Autonomie, seiner Eigenständigkeit und Selbstbestimmung erfährt. Wichtig ist, dass er über alle für ihn wesentlichen Informationen verfügt. Helfende dürfen nur auf seinen ausdrücklichen Wunsch hin und in seinem Sinne für ihn tätig werden. Er selbst soll bestimmen, wie sein Lebensraum jetzt zu gestalten ist, welches Bild er z. B. gern in seiner Sichtweite hätte oder welcher Dienst für ihn im Moment weiterführend ist. Im Sinne der Gewährleistung von Autonomie ist die zentrale Aufgabe des Helfenden darin zu sehen, dass er für den Sterbenden Entscheidungsspielräume gewährt, frei hält und gegebenenfalls bei Angehörigen, Pflegenden und anderen Mitgliedern des therapeutischen Teams um Verständnis für ihn wirbt, ihnen seine Sicht erläutert und seinen Willen erklärt.

Leben bis zuletzt

Viele Menschen verbinden mit Sterben und Tod eher negative Erfahrungen, insbesondere, wenn sie selbst nur wenig Erfahrungen diesbezüglich haben. Sie bilden ein negatives Vorurteil, das sich auch auf die erstreckt, die Sterbenden beistehen. Eine Studentin berichtete neulich, dass ihre Familie höchst skeptisch sei im Blick auf ihr Engagement für die Pflege Sterbender. „Du wirst ein Stigma haben und kaum Freunde finden unter jungen Leuten", hieß es dort. Befragt nach ihrer tatsächlichen Einstellung antwortete der engste Freund: „Du kannst all dies gern tun, aber bitte erzähle mir nicht von den Problemen." Wie anders stellt sich doch das Leben mit Sterbenden in Wirklichkeit dar! Schon ein Besuch in einem gut geführten Hospiz macht deutlich, dass der Aufenthalt Annehmlichkeiten und Freude bringt. Die Gemeinschaft der Hospizgäste und ihrer Angehörigen schenkt menschliche Solidarität. Menschen können hier neue Freunde finden und müssen nicht mehr einsam sein. Manche Hospize berichten davon, dass sterbende

Gäste mit einer ganz kurzen Lebenserwartung kamen und im Hospiz regelrecht aufblühten. Ein Herr lebte noch ein halbes Jahr, konnte zwischenzeitlich nach Hause gehen und immer wieder zu seiner Freude Gast im Hospiz sein. Er knüpfte tiefe freundschaftliche Bande und spürte, dass er anderen nicht gleichgültig, sondern wichtig war.

Der Hospizbewegung ist es zu verdanken, der Ausgrenzung von Sterben und Tod entgegengewirkt zu haben. Sterben ist ein Prozess und kein Zustand. Ein Hospiz ist keine karge Wartestation auf den Tod. Sterben bedeutet Leben und bedarf einer Fortführung dessen, was der Einzelne als wesentlich für sich selbst empfunden hat. So gilt es, Lebensqualität zu erhalten oder wieder herzustellen.

Dies bedeutet zunächst, dass die räumliche Umgebung Erholungscharakter aufweisen sollte. Das kann zu Hause geschehen oder auch Baustein eines stationären Hospizes sein. In Eisschrank oder Kühltruhe können Lebensmittel konserviert werden, die dem Sterbenden seine spontanen Gelüste erfüllen. Eine Mikrowelle ermöglicht es, zu jeder gewünschten Zeit eine warme Lieblingsmahlzeit anzubieten. Die Ernährungsgewohnheiten des einzelnen Menschen sind besonders zu berücksichtigen. Schwerstkranke Sterbende haben nicht selten Schmerzen beim Schlucken. Von engagierten Hospizhelfern wurde mir berichtet, dass sie einmal Bier eingefroren haben, um es einem leidenden Menschen als kleine Eiswürfel auf die Zunge zu legen. Auch gefrorene Fruchtstückchen regen den Speichelfluss an und erhöhen ein wenig die Lebensqualität eines Sterbenden. Auch ist darauf zu achten, dass passierte Kost ästhetisch zubereitet wird. Es gibt heute schon Tiefkühlfirmen, die diesen Anspruch berücksichtigen.

Jeder Mensch hat sein spezifisches Verhältnis zur Körperpflege. So gibt es bevorzugte Pflegeprodukte und auch Kosmetika, die Ausdruck der Persönlichkeit eines Menschen geworden sind. Als ein älterer Herr im Sterben ein Hospiz aufsuchte, sagte er: „Eigentlich war ich immer ein Krawatten-Mensch. Es fällt mir so schwer, nun nur noch Schlafanzüge zu tragen und darin anderen zu begegnen." Es ist also wichtig darauf zu achten, dass persönliche Kleidung (Tages- und Nachtwäsche, Kosmetika, Parfüm und Schminkspiegel) vorhanden sind. Eine befreundete Ärztin, die viel Wert auf ihre äußere Erscheinung legte, musste sich einer schmerzlichen Chemotherapie unterziehen. Sie bat mich, sie in dieser Zeit nicht zu besuchen, freute sich aber über einen täglichen Telefonanruf. Friseurbesuche gehören insofern zu den wichtigen Dingen, die auch für Sterbende erreichbar sein sollten.

Sinneserfahrungen haben eine besondere Bedeutung für sterbende Menschen. Gerüche provozieren Erinnerungen an angenehme Zeiten des Lebens. Entsprechend der Jahreszeit können frisch Geerntetes, Blumen, Weihnachtsplätzchen und alle möglichen Duftstoffe die Qualität des Lebens erhöhen. Ein Klinikcharakter, wo Medikamente und Desinfektionsmittel den Vorrang haben, verdirbt den Eindruck von Lebensgenuss.

Für manche ist die Badekultur wichtig. Sie fühlen sich wohl, wenn sie nochmals ein richtiges Schaumbad nehmen können. Es ist auch an die architektonischen Bedingungen der Wohnumwelt zu denken. Helle Räume mit Sonnenlicht sind wünschenswert, eine Terrasse zum Aufenthalt in der frischen Luft eine Freude. Viele hören gern Musik und lassen sich von der Botschaft der Melodien beschenken. Andere sehen gern fern und haben immer mit den Nachrichten am Tagesgeschehen teilgenommen. Tierliebende Menschen genießen auch im Sterben die Nähe ihres vierbeinigen Kameraden. Selbst Palliativstationen, die meist in Krankenhäusern eine Schmerztherapie durchführen, erlauben heute den Besuch von Hund und Katze. Hygienische Bedenken wiegen die Freude und den Genuss des Fell-Streicheln nicht auf. Stationäre Hospize haben neben Einzelzimmern oft Gemeinschaftsräume, in denen auch Angehörige mitwohnen und gemeinsam Mahlzeiten gestalten können. Mit Sterbenden die zuletzt verbleibende Zeit verbringen heißt, mit ihnen Leben genießen. Unter Berücksichtigung der Gewohnheiten gilt es, den Tag miteinander zu strukturieren und mit persönlichen Freuden zu füllen. Gedenktage und kleine Feste kann man miteinander begehen und den Kontakt zu Menschen fördern, die ein ähnliches Schicksal erfahren.

Zentral ist das Bemühen, für ein „Wohlbefinden" im Sterben zu sorgen, Identität erfahrbar zu machen und „Erlebenswerte" zu fördern. Eine Möglichkeit, Sterben bewusst zu erleben, ist es auch, den Schöpfungsbezug zur Natur zu fördern. Der Rhythmus der Jahreszeiten selbst birgt viel Tröstliches, wenn man das eigene Werden und Vergehen begreifen will.

Sterbende und Angehörige im System betrachten

Wenn ein Mitglied einer Familie stirbt, hat das Auswirkungen auf die Angehörigen, deren Erleben und Verhalten wiederum beeinflusst den Sterbenden. Eine junge Frau schrieb, nachdem der Arzt sie und ihre Mutter über die zum Tode führende Krankheit ihres Vaters aufgeklärt hatte, ihrer Freundin einen Brief. Darin heißt es: „Der erste Schock hat sich nun etwas gelegt. Wir funktionieren. Das Schlimmste jedoch ist die „Komödie", die wir einander vorspielen, damit mein Vater den Ernst seiner Situation nicht erkennt." Dieses Verhalten scheint vordergründig ganz unangebracht. Wissen wir doch, dass viele Sterbende selbst im Inneren spüren, wenn es zuende geht. Welchen Sinn hat dann das Verschweigen? Auch schöpfen viele Kraft durch menschliche Nähe angesichts des Todes. Aber kommunikatives Verhalten in einer Familie hat Tradition und ist eingespielt in vielen Jahren des Miteinanders. Hier kommt auch das Charakteristische in den persönlichen Beziehungen zum Tragen. Manche können sich direkt einander mitteilen, andere gebrauchen Symbole und eher verschlüsselte Botschaften. Dies kann man von außen nicht einfach durchbrechen, auch wenn Helfende meinen, „es" besser zu wissen. Familie W. hat den alten Vater nach einem schweren Unfall zur Pflege nach Hause genommen. Die Kinder sind erwachsen und arbeiten in Berufen des Gesundheitswesens. Die Mutter war Ärztin. Alle kennen die Diagnose und sehnen als Erlösung für den Sterbenden den baldigen Tod herbei. Starke Schmerzen werden durch die Palliativmedizin aufgefangen. Die Pflege wird ausgesprochen liebevoll und einfühlsam durchgeführt. Sobald jedoch der Patient seine seelische Verzweiflung äußert und weint, wird er stark sediert. Diesen Ausdruck des Leidens kann die Ehefrau nicht ertragen, zu sehr wird hierin das Bild erschüttert, das sie zeitlebens von ihrem lebenszugewandten und kompetenten Partner hatte. Wenn durch Medikamente eine Bewusstseinstrübung eintritt, verfällt die Frau in Depressionen. Für den Außenstehenden wird schnell deutlich, dass es für beide hilfreich wäre, sich offen ihren Gefühlen zu stellen. Denn nur so ist das Leiden zu bewältigen, aber die Geschichte der ehelichen Beziehung lässt dies nicht zu. Beide haben ein Leben dafür eingesetzt, als Ärzte Leiden zu mindern. Sie kämpften gegen Not, hatten sie nie akzeptieren wollen. Die Töchter und Söhne erreichen die Eltern ebenso wenig mit ihren Vorschlägen wie das professionelle Pflegeteam und die ehrenamtlichen Helfer.

Sterbende und ihre Familien bilden ein System, das einer eigenen Gesetzmäßigkeit unterliegt. Traditionen, gewachsene Eigenarten der Kommunikation, geschichtliche Erfahrungshintergründe reichen bis in die Gegenwart hinein. Für den außenstehenden Helfer ist es wichtig zu lernen, in solchen systemischen Zusammenhängen zu denken. Die Hospizidee will bewusst Angehörige integrieren, hat das System im Blick und will auch jeden Einzelnen in seinem je persönlichen Verlustschmerz begleiten. So sollen die verschiedenen Reaktionsformen der einzelnen Familienangehörigen auf einen bevorstehenden Tod Berücksichtigung finden. Wenn ein Familienvater stirbt, ist seine Frau anders in das Geschehen involviert als seine Kinder. Jeder trauert auf seine ganz individuelle Weise. Begleitende sollten jedem mit Offenheit begegnen und aufmerksam zuhören. Sensible Menschen entwickeln ein Gespür dafür, wenn sich Anzeichen für einen komplizierten Trauerverlauf zeigen. Das Beziehungsgefüge spielt auch eine wichtige Rolle, wenn Angehörige in die Pflege und Betreuung mit einbezogen werden sollen. Die diesbezüglichen Vorstellungen und Wünsche des Sterbenden selbst haben hier den Vorrang.

Durch den Tod eines nahestehenden Verwandten erfährt das Leben der Angehörigen oft eine tiefgreifende Veränderung. Dabei kann es eine große Hilfe sein, diese vorzubereiten. Probleme stellen sich nicht selten durch einen Status- und Prestigeverlust, der auch Finanzierungsfragen aufwirft. Wird z. B. eine Witwe den gemeinsamen Lebensstandard halten können, wenn sie nur 60 Prozent der Erwerbstätigenrente bezieht? Viele Eheleute haben zeitlebens eine Aufgabenteilung vorgenommen. So fällt es dem überlebenden Partner häufig schwer Dinge zu tun, die vormals der andere erledigt hat. Bekannte und Freunde können einander helfen, solche Funktionen wieder neu zu erlernen. Schon im Vorfeld des Todes kann man mit dem Sterbenden überlegen, wie das Leben in seinem Sinne weitergehen soll. Wo will er bestattet werden? Wie möchte er die Rituale der Beerdigung gestaltet wissen? Was rät er seinen Angehörigen für deren Zukunft? Bei der Umsetzung dieser Gedanken können Hospizhelfer unterstützend tätig werden, aber in Absprache und mit dem Ziel, dass Trauernde lernen, selbst wieder Kontrolle über ihr Leben zu übernehmen. Es ist nicht ratsam, länger als unbedingt erforderlich Aufgaben für den Trauernden auszuführen. Es besteht die Gefahr, dass ein Helfer in die Rolle gedrängt wird, die früher der Verstorbene innehatte. Wenn er auf diese Weise in ein Familiensystem integriert würde, wäre das gewiss keine wirkliche Erleichterung. Vielmehr sollten Begleitende von außen einen Weg aufzeigen, wie Trauernde ihre Eigenständigkeit und Identität wieder erlangen können.

Nach einem langen gemeinsamen Lebensweg mit dem Verstorbenen fühlen sich Trauernde oftmals zutiefst verunsichert. Eine Hilfe kann es sein, den Blick auf die Zeit zu richten, als sie den Verlorenen noch nicht kannten. Viele schöpfen wieder Kraft, wenn sie überlegen, welche „innerlich vorschwebenden Ziele" sie als Jungendliche mit ca. 18 Jahren hatten. Hier kann man eigenen Interessen nachspüren und anknüpfen an das, was man sich für das eigene Leben vorgenommen hatte. So können noch offene „Gestalten" im Leben geschlossen werden und sich zu einem sinnvollen Ganzen fügen.

Frau L. bestand darauf, während des Trauerjahres schwarze Kleidung zu tragen, damit für andere deutlich würde, wie sehr ihr Verlustschmerz ausgeprägt ist. Sie grämte sich und zögerte lange, eine Einladung zu einer Hochzeit anzunehmen. Schließlich sagte sie zu und kaufte sich ein neues Kleid zu diesem Ereignis. Ihr Erleben bei der Anprobe im Geschäft schildert sie so: „Ich schaute in den Spiegel, starrte mich befremdet an. Plötzlich wurde mir klar: Das bin ja ich. So begann für mich ein neuer Lebensabschnitt."

In der Begleitung des Sterbenden müssen Familienangehörige oft lernen, Hilfen von außen anzunehmen und den schwer Kranken in seiner Andersartigkeit zu akzeptieren. Eine Pflegebedürftigkeit verändert das Rollengefüge der Vergangenheit. Wenn pflegende Angehörige das erkennen, brauchen sie menschliche Nähe, um den Schmerz des Abschiedes zu bewältigen. Die Erfahrung einer Teilnehmerin in einer Selbsthilfegruppe für pflegende Angehörige mag dies veranschaulichen und für sich selbst sprechen. Mit 55 Jahren habe man bei ihrem Ehemann die Diagnose „Alzheimer" gestellt. In schneller Folge dieser Erkrankung habe er sich so sehr wesensverändert, dass ein Verbleiben in der gewohnten häuslichen Umgebung unmöglich gewesen sei. Kurze Zeit vor seinem Tod sei der Umzug in eine stationäre Pflegeeinrichtung dringend erforderlich geworden. Was von den Angehörigen zunächst als persönliches Versagen erlebt wurde, stellte sich durch die Hilfe einer Dame aus dem ehrenamtlichen Besuchsdienst später als eine Bereicherung heraus. Die Ehefrau beschrieb diese Erfahrung so: „Vor unserem alten Freundes- und Bekanntenkreis stellte die Veränderung meines Mannes eine „Katastrophe" dar, von dieser Dame aber konnte ich lernen, dass Sterben und Tod ganz natürliche Prozesse sind. Ich lernte von meinem Mann, wie ich ihn früher kannte, Abschied zu nehmen. Nun erst konnte ich einen neuen Bezug finden zu dem so anderen kranken und sterbenden Menschen. Ich verlor den Schrecken und konnte ihm in den letzten Wochen ohne Angst nahe sein. Ich habe das große Geschenk, das ich durch den Einsatz der ehrenamtlichen Helferin erhalten habe, erst im Nachhinein in vollem Ausmaße würdigen können. Ich kann ihr gar nicht genug für ihr Zeugnis und ihr Verständnis danken."

Die Begleitung einer Familie mit einem sterbenden Menschen kann also „von außen" enorm bereichert werden.

Die Eigenart eines Familiensystems kann aber auch bewirken, dass Angehörige Außenkontakte ablehnen. Es kommt leider gar nicht so selten vor, dass Angehörige sich mit einer Pflege zu Hause überfordern, sich aus falsch verstandener Nächstenliebe nicht lösen können aus einer symbioseähnlichen Beziehung oder gar alte Rechnungen begleichen, in dem sie sich für in der Vergangenheit liegende Kränkungen revanchieren. Als ehrenamtlich Helfender kann man in einem solchen Fall selten eine direkte Veränderung bewirken. Es ist aber wichtig, die eigenen Wahrnehmungen und Erfahrungen in einer solchen Familie mit dem Hospizteam auszutauschen und gemeinsam nach einer möglichen Problemlösungsstrategie zu suchen.

Aus dem systemischen Blickwinkel wird ebenso deutlich, dass Trauerbegleitung unabdingbar mit zur Hospizhilfe gehört. Es gilt darüber nachzudenken, wie sich auch nach dem Tod in sinnvollen Abständen Treffen für Hinterbliebene organisieren lassen. Ein stationäres Hospiz kann z. B. monatlich einen Nachmittag ganz offiziell Angehörige zum Besuch einladen. Für andere ist es eher hilfreich, spontan an den Ort kommen zu können, wo sie mit dem Verstorbenen die letzten Lebenstage verbracht haben. Der Austausch über Erinnerungen tut vielen Menschen auch in der Trauer gut. Im ambulanten Bereich kann das Hospizteam auch entsprechend der jeweiligen Gegebenheiten für das Gespräch von Angehörigen Sorge tragen bis hin zur Gründung einer „Selbsthilfegruppe" für Menschen, die einen Verlust erlitten haben.

Durch einfühlsames Zuhören können ehrenamtliche Begleiter bemerken, wenn Anzeichen für einen komplizierten Verlauf des Trauerprozesses gegeben sind und rechtzeitig Hilfen vermitteln.

Die bewusste Auseinandersetzung mit der Endlichkeit und Endgültigkeit des Lebens

Von Sterbenden die Kunst des Lebens erlernen ist ein altes Kulturprinzip. Wie Begleitende dies empfinden können, wurde mir in einem Gespräch mit einer Ehefrau deutlich, deren Mann im Sterben lag. Wenn ich ihr auf dem Klinikgang begegnete, wirkte sie auf mich innerlich gefestigt, zuversichtlich und strahlte eine Gelassenheit aus, die mich sehr berührte. Sie schilderte ihre Erfahrung so: „In gewisser Weise ist dies jetzt die wertvollste Zeit meiner langjährigen Ehe. Alles ist ausgesprochen. Wir konnten offene Fragen klären und uns versöhnen. Nie waren wir einander so nah. Es ist ganz einfach, nicht kompliziert und schon gar nicht schwierig. Wir genießen jeden Augenblick, der uns geschenkt ist. Es ist ein stilles Glück für uns beide. Alles Unwichtige ist von uns abgefallen. Nur das Echte und Wahre in unserer Beziehung zählt." Angesichts des Todes können Menschen Frieden finden.

Durch die Begleitung Sterbender werden Menschen sich ihrer selbst bewusst. Sie lernen von Sterbenden im eigentlichen

Sinne zu leben. Der Heidelberger Philosoph und Psychiater Karl Jaspers hat in seinen Werken gerade auch für die Nachkriegszeit deutlich gemacht, dass Menschen auf Grund von Grenzerfahrungen zu einer „neuen Ordnung des Lebens" finden können. Will man diesen Gedanken für die Hospizarbeit umsetzen, so muss man zunächst auf die bisherigen Mechanismen der Krankheitsbewältigung schauen und individuelle Krisenmuster herausfinden. So muss man für jeden einzelnen Menschen sorgfältig bestimmen, wie man hilfreich tätig werden und begleiten kann.

Ein erstes Thema ist diesbezüglich der Umgang mit Fragen der Diagnose und Prognose bei einer Schwersterkrankung. Die „Wahrheit am Krankenbett" wird unter moraltheologischen und medizin-ethischen Gesichtspunkten heute engagiert diskutiert. Psychologisch betrachtet unterscheiden sich die objektiven und subjektiven Erlebniswelten von Menschen. Nicht jeder ist in der Lage, permanent die Konfrontation mit der Vorstellung, sehr bald tot zu sein, auszuhalten. So verstanden kann „Verdrängung" eine Gnade sein. Begleitende sollten sich ganz nach den Bedürfnissen des Sterbenden richten und alle Gefühle und psychischen Reaktionsweisen „handhaben". Der Sterbende selbst bestimmt das Thema, worüber er sprechen möchte. Gespräche sind für ihn hilfreich, wenn der Zuhörende in nicht wertender oder normierender Art den Äußerungen des Betroffenen Raum gibt. Heftige Emotionen sind oftmals Anpassungsreaktionen an die Härte des Schicksals und beruhigen sich nach einer gewissen Zeit von selbst wieder. Zum Verstehen braucht man Einsicht in den Stellenwert von realer und irrealer Hoffnung als Überlebensstrategie. Wir hoffen auf etwas, das wir noch nicht sehen oder erfahren können. Eine Voraussetzung hierfür ist, dass wir die Wirklichkeit, so wie sie sich objektiv darstellt, akzeptiert haben. So kann sich Hoffnung auf das Diesseits und auf das Jenseits im Blick auf ein Leben nach dem Tod richten. Wichtig für den Begleitenden ist festzuhalten, dass Hoffnung immer zu unterstützen und zu fördern ist. Menschen hoffen, solange sie leben. Dies darf man niemals unter dem Vorwand vermeintlicher Objektivität zerstören. Selbst bei fatalen Krankheitsdiagnosen gibt es ganz individuelle Verläufe und sogar Wunder. Die seelische Verfasstheit eines Menschen spielt eine große Rolle für den Heilungsprozess. Der Freiburger Seelsorger und Pastoraltheologe Josef Müller schildert seine Erfahrungen in der Begleitung Sterbender wie folgt: „In der Hoffnung tritt auch in aller Finsternis das Leben in seiner Schönheit hervor. Alles wird Verheißung." Für ihn war Christ sein die einfache und darum so schwere Last, wie es im Evangelium steht. Wenn man Hoffnungsträger wird, beginnt sie einen selbst zu tragen.

Ein weiterer Aspekt ist die Klärung von Suizidgedanken. Es ist möglich, dass eine schwere Krankheit die Lebensqualität eines Menschen so sehr vermindert, dass er nicht mehr weiterleben möchte. Ich erinnere mich an die Begegnung mit einer Frau, die an einer bösartigen Krankheit litt, bei der aus Wunden der Haut chronisch Blut und Eiter heraustraten. Zudem war ihr häusliches Umfeld durch die Sorge um einen drogenabhängigen Sohn und einen alkoholsüchtigen Vater geprägt. Als der behandelnde Arzt nun eine letztmögliche Therapie vorschlug, um sie vor einem sehr baldigen Tod zu bewahren, neigte sie dazu, diese Hilfe abzulehnen. Der Tod erschien ihr als der leichteste Ausweg aus ihren großen Problemen. An diesem Beispiel wird deutlich, dass Wünsche nach Euthanasie häufig auf akute Schwierigkeiten in der augenblicklichen Lebenssituation hindeuten. Wenn aber das Gefühl, gebraucht zu werden und angenommen, geliebt zu sein, vorherrschend ist, kann eine ähnliche Erkrankung viel hoffnungsfroher mit Zuversicht bewältigt werden. Viele, die sagen: „So möchte ich nicht weiterleben," brauchen soziale Hilfestellung, um aus einer objektiv gegebenen Ausweglosigkeit herauszufinden. Gelingt es, diesen Endpunkt in der Lebensplanung zu überwinden, lässt sich mancher gern ein neues Leben im Hier und Jetzt und eine neue Zukunft schenken.

Das bewusste Beachten der Endlichkeit und Endgültigkeit des Daseins könnte zu einem eher geläuterten Verhältnis zum Tod führen. „Loslassen" ist erlernbar im Laufe eines bewegten gelingenden Lebens. Eine offene Bereitschaft im Blick auf die letztendliche Bedeutsamkeit der Dinge zeigt sich auch in einem rechtzeitigen Bemühen um Nachlassfragen. Entscheidend ist die Einstellung, die ein Sterbender zu seinem bevorstehenden Tod erwirbt. Hier ist er frei in seiner persönlichen Entscheidungsfindung für eine Haltung, die er zu seinem Schicksal einnimmt. Der Wiener Psychiater und Begründer der sinnbezogenen Logotherapie hat in diesem Zusammenhang von der „Trotzmacht des Geistes" gesprochen. Im „Trotzdem ja zum Leben sagen" kann Leiden zu einer menschlichen Leistung werden.

Die Bewältigung eines Schicksals gelingt leichter, wenn es innerlich angenommen wird. Für viele ist es wesentlich, einen Sinn in den Ereignissen zu finden. Wozu ist das passiert? Was bedeutet das ganz persönlich für mein Leben? Frau D. hat sich vehement gegen ihre Krebserkrankung aufgelehnt und alle medizinisch nur möglichen Therapieformen in ihren Kampf einbezogen, bis schließlich alle Chancen ausgereizt waren. Sie haderte und es dauerte lange Zeit, bis sie sagen konnte: „Ja, selbst wenn ich diese Krankheit mit hineinnehme, kann ich rückwirkend sagen: Das ist mein Leben. Es wird ein innerer Zusammenhang deutlich. Es ist, wie es ist, und gehört in gewisser Weise zu mir." Eine leukämiekranke junge Frau teilte kurz vor ihrem Tode mit: „Mein Leben ist so schnell vorbei, aber wenn ich daran denke, wie glücklich ich insbesondere in meiner Ehe sein durfte, bin ich sehr dankbar. Mein Mann hat mich so geliebt, dass er mich wissend um meine Krankheit geheiratet hat. Es war eine wunderschöne Zeit." Kurz bevor sie starb, schickte sie alle hinaus, wollte schweigen und starb ganz ruhig und still.

Gefühle akzeptieren und klären

Die Auseinandersetzung mit Sterben und Tod ist im Wesentlichen eine Emotionsarbeit, in der komplexe Reaktionsweisen entwirrt und Teilschritte emotionaler Bewältigung erarbeitet werden. Diese Strukturierung des Verarbeitungsprozesses ermöglicht es dem Sterbenden klarer zu sehen.

Wenn Helfende zu dieser Klärung beitragen wollen, so müssen sie sensibel sein für emotionale Äußerungen, die hinter den Aussagen des Sterbenden anklingen. Hierzu bedarf es einer Selbsterfahrung, in deren Rahmen eigene Vorerfahrungen und eventuell Konflikte bearbeitet worden sind. Ehrenamtliche Helfer, die eigene Verlust- und Grenzerfahrungen noch nicht überwunden haben, laufen Gefahr, sich selbst zu überfordern. Häufig fühlt sich der Sterbende in einer solchen Situation unverstanden und unglücklich. Für Helfende ist es wichtig, eine humanistische Grundhaltung zu erlernen, damit sie den Sterbenden akzeptieren können wie er ist, ihm unbedingte Wertschätzung entgegenbringen und aufrichtig zuhören. Dies muss man üben, in dem man Gespräche und die eigenen Reaktionsweisen regelmäßig reflektiert.

Die Emotionen eines Sterbenden weisen vielfältige Schattierungen auf, z.B. Scham, Wut, Ekel, Schuld, Langeweile, Groll, Neid, Ärger und vieles mehr. Angst und Trauer angesichts des Todes sind in der psychologischen Literatur eingehend behandelt worden. Ängste können sich auf die eigene Person beziehen, z.B. mit folgenden Inhalten:
- vor dem eigenen Sterben
- vor körperlichem Leid
- vor Demütigung
- vor dem Verlust persönlicher Würde
- vor Einsamkeit
- vor dem eigenen Tod
- davor, wichtige Ziele aufgeben zu müssen

- vor den Folgen des eigenen Todes für die Angehörigen
- vor Bestrafung im Jenseits
- vor dem Unbekannten
- vor der Vernichtung des eigenen Körpers.

Im Blick auf andere Menschen finden sich häufig Ängste
- vor dem Sterben anderer
- vor der eigenen Hilflosigkeit angesichts fremden Leidens
- vor dem Verlust wichtiger Bezugspersonen
- vor Toten.

In der Begleitung Sterbender müssen solche Schattierungen in der Bedeutsamkeit für den Einzelnen aufgezeigt und benannt werden. Erst dann ist es sinnvoll, die konkrete Furcht zu bearbeiten. Das Gespräch ist hierzu nicht die einzige Möglichkeit. Bewährt haben sich auch kreativ therapeutische Methoden, wie sie in der künstlerischen Gestaltung zum Ausdruck kommen. Viel Aufschluss bieten z.B. Bilder, die Sterbende malen und dann mit ihren Begleitern besprechen. Nicht nur durch Worte teilen sich Menschen mit. Mimik und Gestik bilden wichtige Elemente der Körpersprache. Besonders bedeutsam für Sterbende ist es, sich in Symbolen auszudrücken. Für viele ist das Bild eines Vogels z.B. Zeichen für das Empfinden einer Seele, bald in eine andere Welt hinüberzufliegen. Wer solche Bilder zu deuten weiß erahnt, wie tief das intuitive Wissen eines Sterbenden um sein Ende verwurzelt sein kann. Quellen für das Verständnis der Symbolsprache Sterbender erschließen sich aus Märchen, Mythen und Träumen wie auch aus Kunst und Kultur.

Jede Äußerung eines Sterbenden ist zutiefst sinnvoll, es kann allerdings sein, dass sie nicht verstanden wird. Ein sehr betagter alter Mann ertrug in preußisch geschulter Soldatenmentalität eine jahrelange Pflegebedürftigkeit vor seinem Tod. Er äußerte sich nur sachlich, unterhielt sich gern über das Zeitgeschehen und vermied jeden Hinweis auf seine emotionale Befindlichkeit. Doch eines Morgens schilderte er einen Traum, der ihn zutiefst beglückt habe. Eine wunderschöne unbekannte Frau sei ihm begegnet und habe ihn mit wohlklingender Stimme gefragt, wo denn sein Geburtshaus stünde. Mit Freude habe er geantwortet und sogar die Hausnummer 97 benannt. Mit einem Schmunzeln kommentierte er diesen Traum als einen Hinweis auf das Ende seines Lebens, aber vielleicht, so meinte er, würde er ja noch das 97. Lebensjahr erreichen. Doch zehn Tage vor diesem Geburtstag verstarb er. Wir verdanken dem Schweizer analytischen Psychologen Carl Gustav Jung viele Erkenntnisse zur Bedeutung von archetypischen Urbildern in unserer Seele. In diesem Beispiel verkörperte die Frau im Traum ein Symbol des Weiblichen (der „Anima"), das die ausgeprägte männliche Tapferkeit des alten Mannes sinnvoll ergänzte. C. G. Jung spricht im Angesicht des Todes von einem „Mysterium conjunctionis", vom Geheimnis der Vereinigung von Gegensätzen und Ganzwerdung in unserer Seele. Dieses Reifwerden zum Tode ist nicht an das Lebensalter gebunden, wie unter anderem auch die beeindruckenden Erfahrungen von Elisabeth Kübler-Ross zum Thema „Kinder und Tod" zeigen.

Ein weiteres essentielles Emotionsthema für die Hospizarbeit ist das Trauern. Auch dies kann sich auf verschiedene Inhalte beziehen, z. B.:
- auf den Verlust der vertrauten Menschen
- auf den Verlust der sozialen Situation
- auf den Verlust der Rolle innerhalb der Familie
- auf den Verlust von Arbeit, Prestige, Einkommen und Aufgabe
- auf den Verlust von Fähigkeiten, Lebenszielen, Plänen und Klärungsmöglichkeiten
- auf den Verlust von Hoffnung, Sinn, Vergangenheit und Zukunft, Kraft und Entschiedenheit, Sicherheit, Vorhersagbarkeit und Planbarkeit sowie von Kontrolle
- auf den Verlust von sich selbst und seiner eigenen Identität.
In der Begleitung geht es zentral darum, unterschiedliche emotionale Tönungen, die einen Trauerprozess ausmachen, herauszulesen wie z. B. Schock, Ärger, Wut, Verzweiflung, Traurigkeit und Schuldgefühle. In Absprache mit dem Hospizteam kann es

hilfreich sein, Verlaufsformen des Trauerns zu beschreiben, zu diagnostizieren und zwischen natürlichem Trauern und einer Depression zu unterscheiden. Behutsam ist zu prüfen, ob eine Suizidgefährdung besteht. Doch insgesamt gesehen ist Trauerarbeit ein heilsames Geschehen, welches den Neubeginn erst ermöglicht. Deshalb ist auch auf eine Aufhellung der Stimmungslage zu achten, die sich allmählich von selbst einstellt.

Der Verlust eines geliebten Menschen ist ein lebensveränderndes Ereignis, das unter psychologischen Gesichtspunkten durchaus zu bewältigen ist. Es gibt Menschen, die sich wie gelähmt fühlen, andere begreifen eine Chance zum Neubeginn. Wenn man sich frühzeitig mit dem Unvermeidlichen auseinandersetzt (und dies nach Möglichkeit auch gemeinsam mit dem Sterbenden tut), können Lösungswege leichter verfügbar sein. Eine wissenschaftliche Untersuchung, die ich mit Sterbenden und ihren Angehörigen durchgeführt habe, hat als Ergebnis drei Formen der Bewältigung gezeigt:

- „Bereitschaft zur Neuorientierung". Dies gelingt leichter, wenn man sich in einem sozialen Netz aufgehoben fühlt und sich bereits frühzeitig auf den bevorstehenden Verlust vorbereitet hat.
- „Verharren in emotionaler Betroffenheit". Selbstmitleid, Resignation und Niedergeschlagenheit können auch Begleiterscheinungen von Sterben und Tod sein. Unmittelbar im Anschluss an den Tod eines geliebten Lebensgefährten appellieren manche Menschen regelrecht an die Hilfe anderer, weil sie Angst haben, aus eigener Kraft nicht mehr aus ihrer Verzweiflung herauszufinden. Die Gedanken kreisen um das Verlorene, die Vergangenheit wird idealisiert und die Lebensumwelt immer mehr eingeschränkt. Dieser Rückzug aus der Gegenwart, der auch keinen Zukunftsausblick mehr kennt, ist nicht selten begleitet von Krankheit, Isolation und Einsamkeit. Ein solcher Weg wird dann zum Ersatz für jedweden Neubeginn. Die Trauer selbst erhält (oft durchaus gewünschtermaßen) den Hauptstellenwert im

noch verbleibenden Leben des Angehörigen und wird dort kultiviert und mumifiziert. Ich habe erlebt, dass sich Menschen in einem solchen Fall dagegen wehren, einen Bewältigungsversuch zu unternehmen. Sie brauchen ihr Traurigsein für ihr weiteres Leben, benötigen aber auch das Verständnis anderer Menschen.

– „Suche nach einer neuen Lebensperspektive". Nach dem Tod eines Angehörigen können Menschen mit ihrem Schicksal hadern und sich zunächst einmal gegen Zuspruch von außen sperren. Manche neigen dazu, einer Problembewältigung auszuweichen. Nach und nach kommt es allerdings meistens zu einer Auseinandersetzung mit dem eigenen Leben, die nicht selten zu einer Sinndeutung führt. Hier hat das Gespräch mit anderen Menschen eine wesentliche Funktion der Klärung von bedeutsamen Ereignissen und Zusammenhängen im Leben des Trauernden. Gemeinsam einen Lebensweg anschauen, Bilanz ziehen, ermöglicht einen ersten Schritt zu einer neuen Zukunftsperspektive.

Vertieftes Anteilnehmen am Leben und Sterben

In der Begegnung mit Sterbenden können wir eine Kommunikation erlernen, die sich auf einer tieferen Ebene als Wegbegleitung darstellt. Wir können angesichts des Todes zumeist nicht viel „tun". Umso wichtiger ist unser „Dasein". Philosophisch gesehen liegt darin ein hoher Wert. Mitfühlen bedeutet Mitsein. Man verschmilzt nicht ineinander, scheut aber auch nicht die Berührung mit dem Leiden anderer Menschen. Daraus kann eine besondere Nähe entstehen, die mitmenschliche Solidarität kennzeichnet. Angesichts des Todes verliert sich alle Oberflächlichkeit. Unsere Beziehung zum Verstorbenen erfährt eine neue Innerlichkeit. „Von Sterbenden leben lernen" bedeutet eine Ausrichtung am Wesentlichen. Wir haben eine Chance, uns der eigentlichen Werte unseres Daseins neu zu besinnen.

In der Hilflosigkeit, die wir alle im Angesicht der Endlichkeit erfahren, wird spürbar, dass wir auf den Schutz anderer Kräfte angewiesen sind. Wenn unser Ich an seine Grenzen gelangt, wird häufig eine neue Dimension im Sinne einer Fügung erkennbar. Man kann dies „Himmel" nennen oder auch mit C. G. Jung von einem „Synchronizitätsprinzip" sprechen. Dies meint eine überzufällige Gleichzeitigkeit im Auftreten bestimmter Ereignisse. Diesseits und Jenseits scheinen in einem deutlichen Bezug zueinander zu stehen. Viele berichten, dass Verstorbene ihren Tod in gewisser Weise angekündigt haben. Manche Äußerungen erhalten im Nachhinein eine übertragene Bedeutung. Eine Mutter hat noch mit letzter Kraft auf den Besuch ihres Sohnes gewartet. Echte Freunde, die länger nichts mehr voneinander hörten, nehmen „zufällig" wieder Kontakt miteinander auf und können Abschied voneinander nehmen.

Von gefühlsmäßiger Betroffenheit war bereits die Rede. Verständnis für den anderen zeigen ereignet sich in „Urdistanz und Beziehung". Beziehung zu leben bedeutet Abhängigkeit zu vermeiden. Nur wer Stand in sich selber hat, kann in der Begegnung für den anderen wirklich hilfreich sein. Wenn der Sterbende trauert, ist die Gefahr der Vereinnahmung des Helfenden gegeben. „Komm leb mit mir!" – ein Anspruch, der Helfende dazu verleiten kann, sich selbst aufzugeben und eigene Bedürfnisse ganz zurückzustellen. Eine alte Frau, die als kleine Schwester in ihrer Familie über viele Jahrzehnte bis zum Tode ihrer Angehörigen ein weitgehend unselbständiges Leben geführt hatte, fühlte sich dem Sterben nicht gewachsen. Sie klammerte sich an jeden Helfer mit äußerst egoistischen Motiven. Sie stellte im übertragenen Sinne eine „Beziehungsfalle" auf. Geriet der Helfende hinein, war der Weg nicht weit bis zu Verdruss und Erschöpfung. In einer solchen Situationen fühlen sich Helfer schnell ausgebrannt. Auch sie müssen sich ihrer Empfindungen klar werden. Dies beginnt schon mit einer sinnvollen Zeiteinteilung für Besuche, die die eigenen Kräfte nicht überfordern. „Heute ist meine Zeit begrenzt, morgen kann ich eine Stunde wieder bei Ihnen sein." Wenn jemand sich so schlecht fühlt, als säße er in einer tiefen Grube, ist es nicht hilfreich, auch in den Abgrund zu springen. Vielmehr kann man durch den Zuspruch vom Rand dazu beitragen, dass sich der Leidende aufrichtet oder zumindest den Blick auf ein Ziel richtet. Auch eine Handreichung kann es ermöglichen, dass sich der Hilfe suchende bemüht, Schritt für Schritt selbst aus eigener Kraftanstrengung den Weg aus dem Tief anzutreten. Begleitung meint in erster Linie „Hilfe zur Selbsthilfe". Erscheint dies unmöglich, so sollte man Fachleute um Rat bitten. Auch Helfende müssen lernen, sich zu schützen vor Beziehungsangeboten, die sie verletzen und überfordern können.

Der jüdische Religionsphilosoph Martin Buber hat uns deutlich gemacht, dass wahre Begegnung nur möglich ist, wenn das Ich und das Du je einen eigenen Stand in sich selber hat. So verstanden wächst das Ich durch das Du. Sich gegenseitig annehmen und Beziehung leben, bedeutet sich selbst und dem anderen eine emotionale Auseinandersetzung zuzugestehen. Elisabeth Kübler-Ross hat den Prozess der gefühlsmäßigen Bewältigung des Sterbens in ein Phasenmodell gekleidet, das von Schock und Auflehnung über ein aggressives Verhandeln mit dem Schicksal und schweren depressiven Stimmungen bis hin zur Annahme des bevorstehenden Todes reicht. Wir wissen heute, dass ein solches Schema der Realität nicht ganz gerecht wird, aber wir haben auch gelernt, dass alle Emotionen einen wichtigen Stellenwert haben für die Begleitung sterbender Menschen. Diese gilt es anzunehmen in hoffender Zuversicht. Gefühle berühren auch die intuitive Wahrnehmung, die auf einer tieferen seelischen Ebene Wirklichkeit erschließt. So geschieht von innen heraus eine Sensibilisierung, an der Begleitende Anteil haben und auf die sie sehr behutsam achten sollten. Ein alter Mann, der den Beruf eines Chirurgen innehatte und sehr an naturwissenschaftliches Denken gewöhnt war, erzählte nach dem Tode seiner Frau, dass durch einen Sturm in den letzten Lebenswochen der Christbaum auf dem Balkon umgeweht worden sei. Es habe ihn fast magisch angemutet, als seine Frau gesagt habe: „Dies ist mein letztes Weihnachten."

Der Tod selbst wird von vielen Begleitern als unsensationelles stilles Geschehen beschrieben. Die meisten Menschen hören einfach auf zu atmen. Um den Moment des Überganges ist viel spekuliert worden. Besonders die Esoterik hat hier ein Feld für sich gefunden. Die meisten mir bekannten Forschungsarbeiten über Nahtodeserlebnisse ähneln sich, in dem sie in etwa folgenden Verlauf beschreiben. Patienten mit Herz-Kreislauf-Stillstand, die zunächst klinisch tot waren und reanimiert wurden, berichteten vielfach von einer Loslösung vom eigenen Körper. Sie sahen sich selbst von außen und konnten alle näheren Umstände des medizinischen Eingriffs im Detail beschreiben. Dann folgt in vielen Berichten ein Weg durch einen langen dunklen Tunnel, an dessen Ende eine sehr beglückende Lichterfahrung auf sie zukam. Manche erzählen von der Wiederbegegnung mit geliebten Menschen, die bereits verstorben waren. Das Zurückgeholtwerden in unsere Welt wurde von den meisten als derbe Ernüchterung erlebt.

Was resultiert aus diesen beschriebenen Tiefendimensionen nun für das Miteinander in der Begleitung Sterbender?

Begleitende müssen sich der Belastungsdichte im Blick auf die eigene Person bewusst werden und sich im Umgang mit Stress weiterentwickeln. Deshalb bedarf es einer Befähigung und kontinuierlichen Schulung ehrenamtlicher und hauptamtlicher Helfer. Ein Hospizteam sollte Regenerationsräume erschließen, in denen auch Erholung, Trauern und Freude miteinander möglich sind. Es ist gut, wenn Ehrenamtliche an Fallbesprechungen des Teams teilnehmen und die Bedeutung des Sterbenden für sie selbst klären können. Nur wenn es gelingt, eine vertrauensvolle Beziehung aufzubauen, kann die Hospizarbeit erfolgreich einer Isolierung des Patienten vorbeugen, Verständnis vermitteln und für das Wohlbefinden aller Beteiligten sorgen.

Ein Leben bis zuletzt miteinander gestalten muss nicht durchgängig schwer sein. Es kann auch aus Heiterkeit manch frohes Tun miteinander erwachsen. Deshalb sind Beschäftigungsangebote und gemeinsame Unternehmungen von nicht zu unterschätzender Bedeutung.

Vermittlung von Diensten und Informationen

Ein unverzichtbares haupt- oder nebenamtliches Mitglied im Hospizteam ist ein Sozialarbeiter bzw. eine Sozialarbeiterin. Ihre fachkundige Zuständigkeit ist vor allem in folgenden Anliegen gefragt:

- bei Finanzierungs- und Rentenfragen
- bei der Beschaffung von Hilfsmitteln und Prothesen
- bei der Organisation, Koordination und Kooperation mit Pflege- und anderen sozialen Diensten und Ärzten
- bei der Finanzierung des Hospizaufenthaltes und Abrechenbarkeit von Leistungen
- bei der Organisation flankierender Maßnahmen für die Familie (z. B. bei der Inanspruchnahme von Hilfen für pflegende Angehörige)
- bei Bestattungsfragen
- im Blick auf die Versorgung und Aufbahrung des Toten (z. B. bei rechtlichen Fragen bezüglich einer Aufbahrung zu Hause)
- bei der Ermöglichung einer Teilnahme an kulturellen Angeboten (z. B. hinsichtlich der versicherungsrechtlichen Aspekte).

Vielerorts gibt es ambulante Servicezentren, die häufig von Sozialarbeitern oder ebenso kundigen Pflegemanagern geleitet werden, die über ein umfassendes Wissen im Blick auch auf die Möglichkeiten vor Ort verfügen. Ehrenamtliche sollten sich selbst viele Informationen aneignen und sich bei Bedarf an diese Stellen wenden.

Begleitung in spirituellen und religiösen Fragen

Seelsorger aller Konfessionen gehören mit in das Hospizteam hinein und sollten je nach den Gegebenheiten vor Ort aktiv den wechselseitigen Austausch mit den Helfern pflegen. Auf Wunsch des Sterbenden und seiner Angehörigen gehört der Besuch eines Seelsorgers zu einer ganzheitlichen Begleitung dazu. Seine Aufgaben stellen sich im engeren Sinne wie folgt dar:

- Gespräche über Gottesbilder führen
- die Auseinandersetzung mit den Kirchen begleiten
- Fragen nach einem Leben nach dem Tod klären
- Gottesdienstvorbereitung und Gestaltung, Sakramentenpastoral (z.B. Krankensalbung und „Letzte Ölung")
- mit dem Sterbenden nach einer Verbindung von Diesseits und Jenseits, von Immanenz und Transzendenz suchen und klären, wie irdisches und göttliches Leben den Weg des Sterbenden begleitet haben. Hat ein Mensch die Erfahrung gemacht, in wesentlichen Augenblicken seines Lebens bei Gott aufgehoben gewesen zu sein?
- Begleitung des Sterbenden in seiner Suche nach Sinn
- Unterstützung des Sterbenden bei dem Versuch, eine Lebensbilanz zu ziehen.

Dies alles geschieht in der Hoffnung, es dem Sterbenden zu erleichtern, sein Schicksal anzunehmen und eine Einstellung dazu zu finden.

Alle Bemühungen in der Begleitung Sterbender haben das Ziel, deren Bedürfnisse nach Sicherheit, Zugehörigkeit, Wertschätzung, Respekt, Autonomie und Entscheidungsfähigkeit zu befriedigen. Jeder Partner/jede Partnerin in der Hospizarbeit leistet hierzu einen wichtigen Beitrag. Das nun folgende Kap. 2 soll zeigen, wie Kräfte gebündelt werden können, um die Hospizarbeit vor Ort zu organisieren und zu optimieren. Leser können so aus Beispielen etwas mitnehmen für die Verwirklichung der Hospizidee in ihrem Umfeld.

2.
Gewusst wie – Praktische Anregungen für die Hospizarbeit

(von Birgit Stappen)

Für die konkrete Umsetzung der Hospizidee sind über die erwähnten Aspekte hinaus hauswirtschaftliche (Unterkunft und Verpflegung) wie auch pflegerische und medizinische Faktoren von Bedeutung. Man unterscheidet zunächst zwischen Grund- (vornehmlich die tägliche Morgen- und Abendtoilette) und Behandlungspflege. Letzteres meint hinsichtlich der Sterbebegleitung u.a. die Schmerzbehandlung, betrifft Schlafrhythmen, Fragen des Bewusstseins, Körperausscheidungen, Ernährung, Überwachung der Vitalfunktionen, das Absaugen bei Thoraxpatienten und schließlich die Aufbahrung des Verstorbenen. Die Pflege Sterbender selbst stellt hohe Anforderungen an die Krankenpflege. Gesetzliche Rahmenbedingungen machen es heute möglich, dass Sterbende vielfach zu Hause bleiben können, in speziellen Krankenhäusern schmerztherapeutisch medikamentös eingestellt werden oder das Angebot eines stationären Hospizes nutzen können. Auch sind viele darum bemüht, dass die Hospizidee Einlass findet in alle Einrichtungen des Gesundheitswesens, um Sterben in Würde zu ermöglichen. Gerade wenn es um die Finanzierung von Hospizdiensten geht, spielen Fragen der Verbindung von betriebswirtschaftlichem Handeln mit ethischen Leitsätzen eine Rolle. Folgende Richtlinien sind in diesem Zusammenhang zu beachten:
- Zunehmende Komplexität, Spezialisierung und Arbeitsteilung im modernen Gesundheitswesen dürfen nicht dazu führen, dass man den Menschen als solchen aus dem Blick verliert.
- Von Interesse muss zuerst die Sorge um den Sterbenden und seine Angehörigen sein. Dies hat Vorrang vor allen wirt-

schaftlichen, berufspolitischen und ideologischen Verbindlichkeiten.

- Jedwedes medizinische und pflegerische Handeln (Heilen, Pflegen, Aufklären, Beraten, Begleiten, Rehabilitieren, Forschen) beabsichtigt, Krankheit zu vermeiden, die Gesundheit zu erhalten oder wieder herzustellen und Leiden zu lindern. Jede Form der Instrumentalisierung von Patienten für andere Belange ist abzulehnen.
- Das Selbstverfügungsrecht des Einzelnen steht zugleich unter dem Anspruch der Verantwortung sich selbst und anderen gegenüber.
- Personalität und Solidarität sind soziale Werte, denen auch die Wirtschaftlichkeitserwägungen verpflichtet sind.
- Die Gesundheitspolitik aller Länder sollte stets darum bemüht sein, die medizinische und pflegerische Versorgung der Bevölkerung fachlich zu optimieren.

Für die Hochleistungsmedizin stellt das Sterben auch heute noch verbreitet ein Misserfolgserlebnis dar. Die Entwicklungen der Palliativmedizin, die vielen Menschen ermöglicht, ohne Schmerzen zu sterben, ist eine äußerst begrüßenswerte Entwicklung auf dem medizinischen Sektor. In einigen Bereichen sind diese Errungenschaften noch unbekannt. Ehrenamtliche tun gut daran, Hausärzte darauf aufmerksam zu machen, dass heute niemand mehr unerträgliche Schmerzen ohne Hilfe aushalten muss.

Umgang mit Konflikten

Im Gespräch mit Sterbenden werden bestimmte Grundhaltungen verwirklicht. Es geht darum,

- den Sterbenden und seine Angehörigen so anzunehmen, wie sie sind und ihnen unbedingte Wertschätzung entgegen zu bringen,
- eigene Bedürfnisse für den Moment zurückstellen zu können und ganz auf die Bedürfnisse und Anliegen des anderen

zu achten, seine Emotionen ernst zu nehmen und ihnen Raum zu geben,

– bei aller Hingabe für den anderen sind auch die eigenen Empfindungen von Bedeutung, die berücksichtigt und einfühlsam geäußert werden sollten. Echtheit ist ein hoher Wert für den Aufbau einer guten zwischenmenschlichen Beziehung.

Ähnlich wie sich der Kontakt mit Sterbenden und ihren Angehörigen gestaltet, sollte auch die Kooperation zwischen verschiedenen Diensten funktionieren. Zunächst geht es um einen soliden Informationsaustausch zwischen allen Anbietern, die sich die Betreuung eines Pflegebedürftigen teilen. Insbesondere sollten ambulante und stationäre Einrichtungen voneinander und den Bedürfnissen des „Kunden" wissen, damit ein Hospizgast sich auch nach einem Hospizaufenthalt zu Hause wohl und von den Helfern verstanden fühlt. Ich finde es auch wichtig, dass ehrenamtliche Begleiter einen festen Platz haben in den Gremien, wo über die Belange der Sterbenden und ihrer Angehörigen berichtet wird. Auch ihre Wahrnehmungen und Beobachtungen sind wichtig und aufschlussreich, wenn man je die angemessenste Betreuungsform entwickeln will.

Bei einander widersprechenden Interessen ist es nötig, nach Kompromissen zu suchen, damit jeder in der Auseinandersetzung etwas gewinnen kann. Konstruktives Streiten kann durchaus bereichernd sein und neue Ideen hervorbringen. So kommt es darauf an, dass ehrenamtliche und hauptamtliche Kräfte in einem kontinuierlichen Austausch miteinander stehen und um die bestmögliche Lösung ringen. Dem anderen zuhören kann von entscheidender Bedeutung sein. Aber auch um die angemessene Bewusstwerdung und Darstellung der eigenen Interessen muss es gehen, wenn man Anliegen abwägen und eine Strategie entwickeln möchte. Ich selbst habe für mich erfahren, dass die Art und Weise, wie Hauptamtliche Ehrenamtliche würdigen und in ihre Arbeit einbeziehen, ein wichtiger

Indikator ist für die Qualität der Zusammenarbeit und der Verwirklichung des ehrenamtlichen Einsatzen. Ehrenamtliche sollten also achten auf Zeichen der Wertschätzung und auf das Ausmaß an Informationen, das sie erhalten. Gut ist es, wenn ein ehrenamtlicher Helfer unter den hauptamtlichen einen festen Ansprechpartner hat, bei dem er sich jeweils vor dem Einsatz aktuelle Informationen, die für den bevorstehenden Besuch wichtig sind, holen und gegebenenfalls nach Bedarf auch nach einem Gespräch mitteilen kann.

Hospizarbeit im Team

Entscheidend für das Gelingen der Hospizarbeit ist die Kooperation im interdisziplinären Team, wo Ehren- und Hauptamtliche ihren festen Platz haben. Die Darstellung der unterschiedlichen Aufgabenprofile ist in Kap. 1 deshalb so ausführlich erfolgt, damit alle Beteiligten möglichst viel voneinander und ihren Zuständigkeiten wissen. Der ehrenamtliche Helfer tangiert in gewisser Weise alle Bereiche, wenn er einfühlsam auf die Bedürfnisse des Sterbenden und seine Angehörigen eingeht. Mit einem gesunden Wertempfinden für die Bedeutsamkeit seines Handelns sollte er seine Erfahrungen und Wahrnehmungen selbstbewusst in regelmäßige Teambesprechungen einbringen können. Nur das Zusammenfügen aller Facetten der Begleitung kann letztlich einem ganzheitlichen Menschenbild gerecht werden.

Konflikte mit Angehörigen

Ein wichtiger Leitgedanke der Hospizidee ist es, den Patienten und seine Angehörigen als Einheit zu betrachten und dabei gleichzeitig den Einzelnen in seinen Anliegen wahrzunehmen. Für Hospizhelfer ist dies immer wieder neu eine Herausforderung. Vor wenigen Monaten erhielt ich einen Anruf eines alten Freundes, der, seit 20 Jahren an den Rollstuhl gebunden, ausgesprochen tapfer sein Leben mit Beruf gemeistert hat. Nun 70-jährig lebt er allein mit seiner Ehefrau im Ruhestand. Der Sohn wohnt mit seiner Familie in derselben Stadt. Herr C., der im Beruf als Leiter einer Behörde große Verantwortung getragen hatte, denkt nüchtern und klar über die Probleme des Lebens nach, orientiert sich an gesellschaftlichen Wertvorstellungen und zögert nicht, notwendige Entscheidungen zu treffen. Über sein anstrengendes berufliches Leben kam es gelegentlich dazu, dass sich seine Ehefrau vernachlässigt fühlte. Beiden war es stets wichtig, ihr Leben nach christlichen Werten auszurichten. Im Telefongespräch berichtete Herr C. mit verzweifelter Stimme, seine Frau sei krank, niemand wisse so recht, was ihr fehle. Es handle sich um unerträgliche Nervenschmerzen, die kein absehbares Ende fänden. Er sei überfordert und auch sehr erschöpft. Ich beschäftigte mich in den folgenden Tagen gedanklich sehr mit seiner Lebenslage und hatte das Empfinden, dass diese vordergründige Krankheit wohl auch eine verschlüsselte Botschaft der Eheleute füreinander enthalten könnte. Ich versuchte, mich in beide Positionen hineinzuversetzen. Da ist zunächst die Frau, die an diesen unaussprechlichen Schmerzen leidet. Sie hatte sehr jung geheiratet und ihr ganzes Leben auf Mann und Sohn ausgerichtet. In den „besten" Jahren kümmerte sie sich schwerpunktmäßig um den schulischen Werdegang des Sohnes und fühlte sich bei diesbezüglichen Entscheidungen allein gelassen. Ihr Mann kam am Abend sehr spät nach Hause und bekannte sich wohl auch zu einer freundschaftlichen Beziehung zu einer Kollegin. Dann trat seine Erkrankung auf, die letztlich zur Lähmung führte. Mit den Konsequenzen dieses Schicksals wurde jetzt die Ehefrau in vollem Ausmaß konfrontiert, wohingegen sich die Freundin zurückzog. Diese vielen Wochen der Untersuchungen, der Ungewissheit und der Rehabilitation waren eine große Belastung mit sorgenvollen Überlegungen für die Zukunft. Als Herr C. langsam wieder Tritt gefasst hatte und seinen Beruf mit Hilfen wieder eigenständig ausführen konnte, erkrankte seine Frau zum ersten Mal an einem Nervenleiden. Von nun an musste er sich um sie kümmern. Für den Beobachter wird hier deutlich, dass es in gewisser Weise hierbei auch um einen Ausgleich, um ein Machtverhältnis in der Beziehung geht. Jetzt beansprucht sie seine Kraft. Jetzt kann er sie nicht mehr übergehen. Jetzt kann sie ihn für sich gewinnen. Beide haben es über Jahre versäumt, über ihre Gefühle, Erwartungen, Enttäuschungen miteinander zu sprechen. Es gab zwar hin und wieder Streit mit heftigen Vorwürfen, aber angesichts des Leidens wurde dies schnell unterdrückt. Der Konflikt zwischen beiden schwelt also unter der Oberfläche weiter und wird beinahe symbolisch über Krankheitssymptome ausgehandelt. Vor wenigen Monaten ließ mich Herr C. im besagten Telefonat wissen, dass seine Belastbarkeit am Ende sei. Ich versprach daraufhin meinen baldigen Besuch.

Als ich anrief, um einen Termin zu vereinbaren, hatten sich die Ereignisse gewendet. Eine auffällige Stelle auf der Haut hatte sich für Herrn C. als bösartig erwiesen. Auch finden sich Metastasen in Blut und Knochen. Nach den notwendigen stationären Maßnahmen ist Herr C. nun zu Hause auf die Unterstützung und Pflege seiner Frau angewiesen. Seine Zeit ist sehr begrenzt.

Was können wir als Hospizhelfer für dieses Ehepaar tun? Ein Problem ist zunächst, dass Frau C. ihren Mann vor Außenkontakten abschirmt. Bekannten, Verwandten und Freunden wie auch Helfern ist in der Regel nur ein telefonischer Kontakt mit ihr möglich. Von ihren Nervenschmerzen spricht sie nicht mehr. Aber in der Wortwahl wird eine erschreckende Abwertung ihres Mannes deutlich. „Stellt euch diese Beinchen vor ... Er ist ja nur noch ein Krüppel ... eingesperrt ... nein, wir können nichts mehr unternehmen ... wir lassen uns das Nötigste an Lebensmitteln bringen ... Es ist ein Elend ... nein, wir können jetzt keinen Besuch gebrauchen ...". Die Vorstellung, dass beide so ausschließlich aufeinander bezogen sind ohne Außenkontakte, löst Bedenken aus. Doch jedes Einwirken von außen schwört unweigerlich Abwehrhaltungen und Konflikte herauf. Wichtig wäre eindeutig, dass beide in ihren Alltag auch andere Menschen einbeziehen würden. Gerade für ihn wären solche Begegnungen eine Bereicherung und würden das schwierige Verhältnis der Eheleute etwas entspannen. Sie selbst kann und will sich aber kein Eindringen gefallen lassen, welches über eindeutig medizinisch-pflegerische Maßnahmen hinausgeht. Zur Lösung eines solchen Konfliktes gibt es kein Rezept. Man kann nur sehr behutsam menschliche Anteilnahme zeigen und auf sein Dasein hinweisen. Ein vorübergehender Aufenthalt in einem stationären Hospiz kann auch für sie eine Hilfe sein zu spüren, wie gut menschliche Nähe tut. Vielleicht kann sie dann auch zu Hause Besuche zulassen. Ein Glück ist es auch, zufällig ihn am Telefon zu sprechen. Seine Freude ist dann groß und er erzählt gern und aufgeschlossen von seinem Befinden. Außenkontakte im Alltag bedeuten für ihn Lebensqualität. Er kann der Macht seiner Frau, dem Revanchespiel in seiner Ehe ein wenig entkommen und ein bisschen Kraft schöpfen für seinen letzten Weg. Die reale Gefahr besteht darin, dass die ausschließliche Bindung an seine Frau Aggressionen hervorruft, die beide nicht im Dialog miteinander bewältigen können. So steht zu befürchten, dass der Körper dort einspringen muss, wo die Seele nicht mehr weiter weiß. Für Herrn C. würde dies eine rapide Verschlechterung seiner Krankheit bis hin zum Tode bedeuten.

Durch ein hilfreiches Angebot im Rahmen der Hospizarbeit kann man manche Situation lindern, aber eine Gewähr für eine erfolgreiche Veränderung einer schwierigen Lebenslage gibt es nicht. Auch Helfende müssen ihre Grenzen erkennen. Wichtig ist zunächst, dass sie ihre Lebenserfahrung und ihre Intuition nutzen, um kritische Konfliktkonstellationen zu erkennen und zu durchschauen. Hier kann der Austausch mit anderen Helfern sehr aufschlussreich sein. Achtsamkeit und Behutsamkeit sind dann gefragt, wenn es darum geht, sich als Mittler anzubieten. Erzwingen sollte man auch bei besserem Wissen nichts. Man kann lediglich versuchen, für Verständnis zu werben; in diesem Falle für die Bedürfnisse von Herrn C. bei seiner Frau. Pflegefehler würden über den Medizinischen Dienst offenkundig. Seelische und juristische Gewalt, die aus der Überforderung pflegender Angehöriger entstehen können, bilden ein eigenes trauriges Kapitel, das aber auch in einem solchen Falle behutsam geprüft werden muss. Auch hier ist auf den Austausch im Team zu verweisen, denn dort können Wahrnehmungen verschiedener Menschen miteinander verglichen werden. Gerade als Hospizhelfer muss man sich aber vergegenwärtigen, dass man in den letzten Tagen und Stunden nicht ein ganzes Leben verändern kann. Eine Beziehungsgeschichte hat Tradition und hat in gewisser Hinsicht auch beiden Beteiligten einen Gewinn gebracht. Alles im Leben hat zwei Seiten. Selbst wenn Probleme überwiegen, haben sie ihren Sinn und ihre Berechtigung. Ob sie als eine Chance begriffen werden können, liegt im Ermessen der Beteiligten selbst. Deshalb müssen sich Hospizhelfer bescheiden können. Trotz alledem wird der eigentliche Wert ihres Einsatzes, nämlich das uneigennützige Dasein für den anderen, nicht geschmälert.

Verständnis ist auch dann gefordert, wenn Sterbende und ihre Familien auf altbewährte Muster und Strategien vertrauen, auch wenn längst feststeht, dass dies keinen Erfolg im Sinne einer Lebensverlängerung bringen kann. Will sich jemand z. B. mit Geld eine teure Therapie erkaufen oder Unmögliches möglich machen, braucht er vielleicht einen Hospizhelfer, der ihn vorsichtig vor einer Selbstgefährdung warnt. Andere, die im Begriff sind, einen Angehörigen zu verlieren, pochen auf ihren sozialen Stand, werden überheblich und abwertend und erhöhen so auf unglückselige Weise ihre innere und äußere Isolation angesichts des Leidens. Konflikte entstehen insbesondere dann, wenn es zu unberechtigten Schuldzuweisungen oder Verdächtigungen kommt. Durch das Erledigen von sog. „letzten Geschäften", persönlichen Anliegen und Bitten eines Sterbenden entsteht zunächst eine Vertrautheit, die so nicht über einen längeren Zeitraum aufrechterhalten werden kann. Ein Gespür zu entwickeln für ein ausgewogenes Verhältnis zwischen Nähe und Distanz gehört mit zu den wesentlichen Aufgaben eines Hospizhelfers. Auch hier soll ein Beispiel das Gemeinte erläutern:

Einem sterbenden ehemaligen Gerichtspräsidenten wurde Hospizhilfe angeboten, die er nur zögerlich bejahen konnte. Ein Dank kam ihm nicht über die Lippen. Als er seinerseits nun um die kleine Gefälligkeit gebeten wurde, eine unmaßgebliche vorübergehende Änderung der Besuchszeiten zu akzeptieren, entlud sich seine ganze Unzufriedenheit: „Was glauben Sie, mit wem Sie es zu tun haben und wer Sie sind? ... In meiner Stellung kann ich mir solche Rücksichten nicht leisten ... Ich war stets äußerst korrekt und pflichtbewusst ... Auf ihre Ebene lasse ich mich nicht herab ... Mit Leuten wie ihnen habe ich nie gesellschaftlichen Umgang gepflegt ...". Einerseits ist diese vordergründige Überheblichkeit eine Hilflosigkeitsreaktion. Alte Muster tragen nicht mehr. Was nützt der ehemalige soziale Stand letzten Lebensaufgaben gegenüber? Das Totenhemd hat keine Taschen. Loslassen von allem, was über Jahrzehnte wichtig war, gehört zu den schwersten Herausforderungen des Lebens überhaupt. Im Leben wie im Sterben müssen wir uns immer wieder neu bewähren. Es ist gut, auf eine reichere Vergangenheit zu schauen als Selbstvergewisserung unserer Fähigkeiten, aber ausruhen auf alten Lorbeeren können wir uns nicht, wenn wir unser Leben meistern wollen. Letztlich stellt sich der Präsident im Ruhestand also selbst ein Armutszeugnis aus. Es muss ihm innerlich sehr schlecht gehen, wenn er auf ein so altes Muster zurückgreift. Wenn Helfer sich von einem solchen Angriff ein bisschen erholt haben, führt gewiss die Frage weiter: „Worauf kam es Ihnen denn an in Ihrer Zeit, als Sie noch im Beruf waren? Was war Ihnen wichtig und was fehlt Ihnen denn jetzt am meisten?" So lernen wir zu verstehen und können miteinander die letztverbleibende Zeit gestalten.

Doch was geschieht mit der eigenen Verletzung, der sich Hospizhelfer trotz ihrer so guten Absichten aussetzen? Es gibt verschiedene Situationen, in denen Helfer sich vor Vereinnahmung und Missbrauch schützen müssen. Gerade Ehrenamtliche sollten von sich aus darauf achten, eigene Erwartungen, Motive und Wünsche sehr sorgfältig zu prüfen. Was möchten Sie in der Hospizhilfe für sich selbst gewinnen? Welches Ziel verfolgen Sie mit Ihrem Engagement für sich ganz persönlich? Wo liegt Ihr „wunder Punkt" angesichts der Problematik von Tod und Sterben?

Bevor ich auf die Bedeutung der eigenen Identität für die Bewältigung von Konflikten eingehe, möchte ich auf ein Phänomen zu sprechen kommen, das uns im Einsatz für andere nicht selten erschreckt. Eine Erfahrung aus der Arbeit in Selbsthilfegruppen zeigt sehr anschaulich, dass das Leben mit Sterben, Tod und Trauer für leidende Menschen innerlich und äußerlich zu einer Einengung ihres Lebensraumes führen kann. Eine pflegende Angehörige in einer für sie äußerst schweren Lebenslage schildert ihr Erleben so: „Ich habe das Empfinden, in einem dunklen Tunnel zu sein, die Spirale um mich zieht sich immer enger und es gibt keinen Lichtblick, kein Entkommen und nichts anderes mehr um mich. Mein Leben ist total fixiert. Wie in einer griechischen Tragödie muss alles unweigerlich auf eine Katastrophe hinauslaufen." Menschen, die persönlich über längere Zeit im engsten Lebenskreis von Sterben und existentiellen Verlusten betroffen sind, sind oft Belastungen ausgesetzt, die ihre individuellen Möglichkeiten bei weitem überfordern. Eine verbreitete Überlebensreaktion besteht darin, sich ganz und gar auf das eigene Leid zu konzentrieren. In einer Selbsthilfegruppe von pflegenden Angehörigen, die man mit sanfter Gewalt zu einem Austausch lockte, kam es jüngst zu einer argen gegenseitigen Verletzung. Dies geschieht oft, wenn Teilnehmer/innen alles, was sie hören, auf sich selbst beziehen und mit ihrer konkreten Situation vergleichen, ohne dabei an die Wirkung ihrer Äußerungen auf andere zu denken. Eine Tochter berichtete nach einer langen und zermürbenden Pflege, dass ihre Mutter in der vergangenen Woche gestorben sei. Sie hatte das Bedürfnis, diesen schmerzlichen Abschied mit der Gruppe anzuschauen. Doch keiner in der Gruppe schien fähig, für einen Moment den Blick von den eigenen Sorgen zu lösen und die Veränderung im Leben der trauernden Tochter zu würdigen. Ich erinnere mich an eine ähnliche Situation in einem Gesprächskreis für Witwen. Jede war darauf bedacht, den anderen verständlich zu machen, dass sie selbst es sei, die den größten Verlust zu beklagen habe. So kam es zur folgenden verletzenden Äußerung: „Wissen Sie, ich verlor meinen Mann nach nur 10-jähriger Ehe, so bin ich um ein langes gemeinsames Leben beraubt worden. Hätte ich aber wie Sie meinen Mann 40 Jahre an meiner Seite haben dürfen, wäre ich unendlich froh. Sie können sich doch glücklich schätzen, warum trauern Sie eigentlich so sehr?" Durch diese Worte fühlte sich die angegriffene alte Dame, deren fast ganzes Leben diese Ehe war, in ihrem Schmerz tief verletzt und unverstanden.

Offensichtlich kann Leiden zu egozentrischem Erleben und Verhalten führen. Dies würde auch erklären, warum es nicht selten in solchen Situationen zu einem Rückzug aus den sozialen Bezügen kommt. Lange Zeit jedoch habe ich geglaubt, dass es vielen Menschen schwer fällt, Leid zu berühren. Aus einem solchen Grunde würde das Tabu verständlich, mit dem unsere Gesellschaft Sterben, Tod und Trauer immer noch behaftet. Es ist aber heute in vielen Bereichen nicht mehr die Gesellschaft, die ausgliedert und isoliert. Dafür ist die solidarische Hospizhilfe ein lebender Beweis. Viele leidende Menschen ziehen sich von sich aus in sich selbst zurück, selbst auf die Gefahr hin, andere vor den Kopf zu stoßen. Im Freundeskreis erlebe ich gerade zwei Situationen, die mir sehr zu denken geben. Nach einem tragischen Unfall nehme ich seit Jahren regen Anteil an den wirklich beträchtlichen Sorgen einer Familie. Nach einer für mein Leben auch bedeutsamen Enttäuschung kamen keinerlei Zeichen eines Verbundenseins seitens dieser Familie. Ich frage mich, ob die Auffassung dahinterstehen könnte: „Was bedeutet schon dein Kummer im Vergleich zu dem, was wir durchmachen müssen?" Eine solche Haltung bringt selbst eine bewährte Freundschaft ins Ungleichgewicht. Ähnliches erlebte ich auch, als eine Trauernde meinen Besuch dazu nutzte, sich gehen zu lassen ohne einen Blick auf mich als ihr Gegenüber.

Die Begleitung Sterbender und ihrer Angehörigen ist ein Austausch und beruht auf Gegenseitigkeit. Hier müssen wir wieder sorgfältig hinschauen, wenn es um die Klärung eigener Anteile in der helfenden Beziehung geht. Natürlich bedeutet eine Mitarbeit im Hospizdienst (gleichgültig für Haupt- und Ehrenamt) die Bereitschaft, eigene Bedürfnisse zunächst einmal zurückzustellen. Doch kann es zu Konflikten kommen, wenn während einer längeren gemeinsamen Wegstrecke nur einseitige Interessen verfolgt werden. Diesem Thema ist der nächste Abschnitt gewidmet.

Konflikte innerhalb des Teams

Mit dem Engagement in der Hospizarbeit erwirbt man sich keine Ersatzfamilie. Es ist wichtig, die private von der ehrenamtlichen Ebene zu trennen. Natürlich gehen wir in der Begleitung Sterbender Beziehungen ein, aber diese unterscheiden sich von unseren persönlichen Freundschaften. Während meiner Tätigkeit in der Krankenpastoral habe ich häufiger erlebt, dass Frauen nach dem Tod ihres Lebenspartners im Besuchsdienst mitwirken wollten. Ich denke besonders an eine ältere verwitwete Hausfrau, deren Mann in derselben Klinik verstorben war und deren Kinder weit entfernt wohnten. Sie wollte „etwas Sinnvolles tun und für andere da sein, denen es schlechter geht". Ein solcher Versuch, der eigenen Trauer auszuweichen, muss scheitern, weil er zu viele Dinge miteinander vermischt. Zunächst ist es wichtig, dass diese Dame Abschied nimmt von ihrem verstorbenen Ehemann und um ihn trauert. Wenn sie sich ihrem Leben wieder neu zuwenden kann, steht auch eine Entscheidung an für neue Aufgaben und Lebensinhalte. So kann sie sich überlegen, ob der Einsatz für Sterbende und deren Angehörige für sie das Richtige ist. Wenn sie diese Frage für sich mit „ja" beantwortet, sollte sie entscheiden, wie viel Zeit sie diesem Einsatz widmen möchte und wie sie sich begleiten und zurüsten lassen will für ihr Ehrenamt.

Schwierig wird es, wenn diese Frau in ihrem eigenen Verlustschmerz gefangen bleibt und in aller Not, die ihr im Krankenhaus begegnet, Erinnerungen an ihr persönliches Leiden sieht. Am Bett eines Sterbenden würde sie nicht mitfühlen, sondern ihre eigenen bisher verdrängten Tränen weinen. Für den Sterbenden ist dies eine Last, wird er doch ständig verwechselt mit einem anderen längst Verstorbenen und letztlich in seinen Bedürfnissen missverstanden. Hilfreich ist eine Begleitung anderer also im Grunde nur dann, wenn eigene Sorgen und Verluste in der Vergangenheit bewältigt worden sind. Erst jetzt ist es möglich, sich in die Situation eines anderen einzufühlen. Eigene Anliegen, Bedürfnisse und Erwartungen des Helfenden sind wichtig, müssen angeschaut und im Vorfeld geklärt werden. Ein Ort, wo dies in Gemeinschaft geschehen kann, ist das Hospizteam. Hier können Wahrnehmungen vorgetragen und miteinander diskutiert und bewertet werden. Im Blick auf persönliche Beziehungserfahrungen möchte ich anhand von Beispielen einige Aspekte verdeutlichen:

Hospizhelfer müssen wie alle Menschen in sozialen und pflegerischen Berufen lernen, sich abzugrenzen. Dies ist umso schwieriger, wenn die Umstände eine große Nähe herbeiführen. Da ist jemand nicht mehr in der Lage, selbst seine letzten Angelegenheiten zu besorgen. So vertraut er sich einem Hospizhelfer an, der ihm mit Rat und Tat zur Seite steht, gegebenenfalls sein Anwalt wird und stellvertretend für ihn sehr persönliche Dinge erledigt. Eine solche Nähe kann bedrohlich wirken und auch zu Missverständnissen beitragen. Hier ist es wichtig, eine klare Vereinbarung zu treffen, Aufträge präzise, nach Möglichkeit auch schriftlich zu fassen und nach Beendigung wieder zu einer natürlichen Distanz zurückzukehren. Die Klärung von Aufgaben und die Abstimmung untereinander ist eine Kernaufgabe des Teams. Dazu ist das Bewusstsein wichtig, dass jeder einen wesentlichen Beitrag zum Ganzen leistet. So sollte man einander informieren und überlegen, wer die besten Möglichkeiten hat, etwas umzusetzen. In der Praxis ist das Miteinander ein Problem. Dabei geht es weniger um die Frage, ob jemand haupt- oder ehrenamtlich arbeitet. Vielmehr möchten einige ihren Traum von einer ganzheitlichen Pflege verwirklichen. Bei meinen vielen Besuchen in stationären Hospizen ist mir immer wieder die Auffassung begegnet, dass Pflegende aus dem normalen Krankendienst ausgeschieden waren wegen der vielen Zwänge. Jetzt wollen sie ganz für ein oder zwei sterbende Patienten da sein können, ihnen jeden Wunsch von den Augen ablesen. Sie selbst genießen dabei das Gefühl, gebraucht zu werden, einem Menschen wirklich wichtig zu sein. Ich habe dann oft erlebt, dass diese examinierten Krankenschwestern und Pfleger auch putzten, einkaufen gingen und den Haushalt besorgten. Diese Idylle verteidigen sie mit Vehemenz gegen jedes Eindringen eines anderen Helfers. Eine solche Auffassung von Hospizhilfe ist nicht nur unwirtschaftlich, sondern auch psychologisch nicht sinnvoll. Sterbebegleitung umfasst viele Dienste, in denen sich Menschen mit ihren Begabungen sinnvoll ergänzen können. Wollen wir nicht „hilflose Helfer" sein mit überzogenen Phantasien von unserer Bedeutsamkeit, so müssen wir vor allem lernen, uns selbst zu relativieren. Wir leisten jeder unseren Part und nur gemeinsam gelingt die Aufgabe wirklich zufriedenstellend. Es ist wichtig, dass im Team Klarheit darüber besteht, wer was macht und wie es geschehen soll. Wir brauchen klare Aufgabenbeschreibungen.

Der Austausch zwischen Haupt- und Ehrenamtlichen ist deshalb so wertvoll, weil die Wahrnehmungen der Beziehungen zu den Sterbenden und Trauernden, die ehrenamtliche Helfer vorbringen, ihre offenen Fragen und Anliegen oftmals wichtige, nicht selten auch verschlüsselte Botschaften enthalten. Ein gemeinsames Reflektieren und Nachdenken hilft oft, den richtigen Weg zu finden. Man sollte sich regelmäßig zu einem solchen Austausch treffen und damit auch die gegenseitige Anerkennung zum Ausdruck bringen. Sehr viele Konflikte wären vermeidbar, wenn Informationen vollständig und kontinuierlich weitergegeben würden. Im Gespräch mit Engagierten in der Hospizarbeit erspüre ich immer wieder Kränkungen, die Menschen zugefügt worden sind und die das berufliche Selbstverständnis eines Helfers sehr belasten können. Ein Weg zum Verständnis und fairen Miteinander besteht – ich kann es nur immer wieder betonen – in einer offenen Informationsweitergabe, so dass sich jeder an den wichtigen Punkten beteiligt fühlen kann. So bleibt auch die Motivation erhalten für einen Einsatz, in dem jeder mehr tut als er muss und Dienststunden kaum eine hinreichende Berechnungsgröße sind.

Ein Beispiel soll zeigen, wie wertvoll Hinweise von Ehrenamtlichen sein können, die aus ihrem Bezug zum Hilfsbedürftigen mehr wissen können, als für Professionelle offenkundig wird: Eine hochbetagte Frau war über 50 Jahre verheiratet, als sich folgendes zutrug: Mit ihrem Mann verbrachte sie den Sonntag bei einem ihrer Kinder. Ihr Mann, dem es gesundheitlich an diesem Tage nicht so gut ging, verabschiedete sich in den frühen Nachmittagsstunden, um zu Fuß nach Hause zu gehen und sich noch etwas hinzulegen. Als seine Frau am Abend ebenfalls heimkam, fand sie ihren Mann nicht mehr. Er war ganz plötzlich an einem Herzinfarkt verstorben. Nachbarn hatten den Arzt, eine andere Tochter und den Bestatter gerufen. Was nun geschah, war gespenstisch. Aus falsch verstandener Rücksichtnahme verschwieg man der Frau den Tod, sprach nur von einem Klinkaufenthalt, woraufhin Frau D. einen Schock erlitt. Sie wurde mit Beruhigungsmitteln ins allgemeine Krankenhaus gebracht, von da aus zur Kur und schließlich in ein Altenheim überwiesen. Sie glaubte sich immer noch in Kur, als ich sie im Altenheim kennen lernte. Inzwischen hatten ihre Kinder ihren Haushalt aufgelöst. Das alte Haus war abgerissen worden. Frau D. wurde nun im Heim verhaltensauffällig. Sie fand sich nicht zurecht und reagierte häufig verwirrt. Täglich brach sie so gegen 16 Uhr auf und lief auf die Straße. Wenn Mitarbeiter nicht aufmerksam waren, gelang ihr die Flucht und sie wurde schließlich von Passanten aufgegriffen, die sich über eine zu dünne oder unzureichende Kleidung der Frau wunderten. Manchmal musste sogar die Polizei eingeschaltet werden und die alte Frau ins Heim zurückbringen. „Was sollen wir nur tun?", fragten die Mitarbeiter in der Pflege. Das Verhalten von Frau D. erschien ihnen völlig unverständlich. Zunächst erklärte sich eine ehrenamtliche Helferin bereit, nachmittags auf Frau D. aufzupassen. Durch aufmerksames Zuhören fand sie heraus, dass Frau D. immer noch völlig im Unklaren war über das Schicksal ihres Lebenspartners. Sie vermisste ihn sehr. Am schmerzlichsten war ihre Sehnsucht in den Nachmittagsstunden, da sie sich in über 50 Jahren täglich mit ihm nach der Arbeit zum Nachmittagskaffee getroffen hatte. Ihr Weglaufen war also ein Suchen und Heimweh. Diese Beobachtung und Erkenntnis war für das Team erschreckend, waren doch die Mitarbeiter davon ausgegangen, dass die Angehörigen längst ihrer Informationspflicht nachgekommen waren. Diese jedoch wollten ihrer Mutter Schmerz ersparen, in dem sie sie täuschten und von Urlaub sprachen. Somit wurde eine natürliche Trauerreaktion verhindert zum großen Schaden der Witwe. Mit Hilfe der ehrenamtlichen Helferin konnte man nun im Team das Projekt in Angriff nehmen, die Frau behutsam an die Wirklichkeit des Verlustes heranzuführen. Der erste Schritt war die Aufklärung der Angehörigen über die Wirkung ihres Verhaltens. Nun konnten sie ihrer Mutter Photos mitbringen von der Beerdigung und vom Grab des Vaters. Auch über die Veränderungen zu Hause, über den Abriss des Elternhauses, wurde Frau D. informiert. Sie konnte dies alles zunächst gar nicht fassen. Durch die Zeit und die Gesprächsbereitschaft der ehrenamtlichen Besucherin konnte Frau D. ganz langsam eine Vorstellung von den Ereignissen entwickeln. Später besuchten sie gemeinsam das Grab auf dem Friedhof sowie den Ort, wo das Haus stand. Mit dem Beginn der natürlichen Trauer hörte das Weglaufen an den Nachmittagen auf.

Konflikte im Team können entstehen aus ungeklärten eigenen Motiven der Mitglieder, aus ihrer Beziehung zueinander und auch aus Unklarheiten in der Organisationsstruktur. Wir haben ja an Beispielen bildhaft aufgezeigt, wie ein Hospiz beim Träger angebunden und mit anderen Gesundheitsdiensten vernetzt sein kann. Funktionen der Organe und der Menschen dort müssen klar umschrieben sein, wenn ein solches System tragen soll. Daraus muss auch hervorgehen: Worin genau besteht die Aufgabe des Ehrenamtlichen? Welche Unterstützung ist für ihn vorhanden? Wer sind seine Ansprechpartner? Es ist wichtig, von den Pflegenden akzeptiert zu werden. Immer wieder habe ich auf Fachtagungen für Pflegende gehört, dass viele um ihr Ansehen fürchten. Sie möchten aus einer edlen Motivation heraus ihre Patienten auch begleiten, nicht nur für deren Körperhygiene sorgen. Wenn nun Ehrenamtliche viel Zeit zum Gespräch mit den Patienten mitbringen, wird dies manchmal auch mit Neid gesehen. „Wir sind immer unter Druck. Nun bleibt uns nur noch die Satt-und-Sauber-Pflege." Deshalb ist es wertvoll, wenn Ehrenamtliche Pflegende auch Anteil nehmen lassen an dem, was sie erfahren haben, und den Informationsaustausch pflegen, in dem sie z. B. kurz im Stationszimmer Bescheid sagen, wenn sie kommen, sich nach dem Gesundheitszustand des Patienten erkundigen und wenn nötig auch einen Rat des Pflegenden einholen. Für eine Hospizeinrichtung ist meist eine Unternehmensphilosophie mit ihren ethischen Werten und Zielen ausschlaggebend für das, was vor Ort getan wird. Dennoch gibt es Situationen, in denen eine traurige Wirklichkeit bewusst verschleiert wird. So kommt auch schlechtes Management vor, wenn etwa Sekten an den Hospizgästen verdienen wollen. Man sollte deshalb prüfen, wer hinter einer Initiative steht und welche Ziele sie verfolgt. Zu achten ist dabei auch auf die Ausstattung des Hauses mit den Symbolen. Ich erinnere mich an einen Hospizbesuch in den USA, wo inmitten des Foyers ein Brunnen war mit frischem Wasser. An der Wand gab es ein riesengroßes Baumornament. Auf vielen Blättern war deutlich lesbar der Name eines verstorbenen Hospizgastes eingraviert. Der Umgangston mit den Gästen und aller Helfenden untereinander ist ein weiteres Indiz für gute Qualität wie auch das kollegiale und mitmenschliche Verhalten. An diesem Merkmalen lässt sich oft erkennen, ob ein guter oder schlechter Geist hinter allem steht.

Auch im Umfeld der Hospizidee kann es Probleme geben, die aus Machtansprüchen, Konkurrenzgebaren und Kompetenzkonflikten resultieren. Wenn es um Selbstbestätigung oder Profilsucht aus Geltungsbedürfnis geht, können die eigentlichen Anliegen der Hospizbewegung ins Hintertreffen geraten. Man muss also prüfen, wie sich Träger und Mitarbeiter tatsächlich verhalten. Nicht auf große Worte kommt es an, sondern auf den Einsatz füreinander. Eigeninteresse und Selbstbeweihräucherung eines Trägers oder eines Mitarbeiters sind nicht immer ganz leicht zu entschlüsseln. Ich habe aber die Erfahrung gemacht, dass die Intuition eine aufschlussreiche Wahrnehmungsmöglichkeit ist, die die Realität aufdecken kann.

Meine Erfahrung ist auch, dass das Gute in den mir bekannten Hospizinitiativen überwiegt. Von daher möchte ich ausdrücklich zum Engagement in diesem Bereich ermutigen.

Will man als Ehrenamtlicher seinen Platz im Team finden, braucht man Rolle und Status. Innerhalb einer Rolle kann man sich verhalten, eine soziale Position im Ehrenamt bringt

Anerkennung und Austausch. Mit gesundem Selbstbewusstsein kann man so Einfluss nehmen und etwas zum Guten bewegen. Ein solcher Einsatz lohnt sich meines Erachtens immer, ganz besonders dann, wenn er hohen Werten und der mitmenschlichen Solidarität dient.

3.
Hospiz als „Idee im Netzwerk"

(von Reinhard Dinter)

Nach unserem Verständnis ist Hospizbehandlung als Idee an keinen dauerhaften und festen Behandlungsort, wie z. B. stationäre, ambulante oder teilstationäre Hospize, Palliativstation des Krankenhauses oder Wohnbereiche im Altenheim gebunden. Hospizbehandlung ist überall dort möglich, wo die allgemeinen Grundsätze der Hospizbewegung im Sinne der Betroffenen und ihrer Angehörigen angewandt werden können. Dazu gehört insbesondere die Überzeugung, dass die Begleitung Sterbender Lebenshilfe ist und sich an den Bedürfnissen der Betroffenen und ihrer Angehörigen ausrichtet. Es gilt dabei, die Selbstbestimmung und die vorhandenen Möglichkeiten der beteiligten Personen (Patienten und Angehörige) zu fördern und ergänzend Unterstützungen anzubieten.

Hospizbehandlung bedeutet hier, die Betroffenen sollen geachtet in Würde bis zum Tode leben, dabei stehen ihre persönlichen Wünsche und körperlichen, psychosozialen und spirituellen Bedürfnisse im Mittelpunkt aller Bemühungen. Dies bedeutet auch, dass dafür Sorge zu tragen ist, dass die Patienten möglichst beschwerde- und schmerzfrei sein dürfen.

So gesehen ist es nun für den Patienten und seine Angehörigen von untergeordneter Bedeutung, wo diese Hospizbehandlung nun stattfindet, ob im stationären Hospiz, im nahegelegenen Altenheim oder in der Palliativstation des Krankenhauses. Wichtig allein ist die Qualität der Hospizbehandlung und die Zufriedenheit und die Lebensqualität für die betroffenen Personen.

Interessant ist nun die Frage, wo es dem Hospizpatienten und seinen Angehörigen am besten gefällt, wo der Nutzen in Form von Lebensqualität am besten vermittelt werden kann und wo sich der Hospizpatient mit seinen Angehörigen am wohlsten fühlt. Hier kann es ganz unterschiedliche Beweggründe für oder gegen einzelne Einrichtungen im Gesundheitswesen geben. Es gibt Hospizpatienten, die bevorzugen das stationäre Hospiz, andere möchten trotz ihrer Erkrankung die gewohnte Umgebung des Altenheimes nicht verlassen, andere bevorzugen die Palliativstation am Akutkrankenhaus und wieder andere möchten gern in der gewohnten häuslichen Atmosphäre von einem ambulanten Pflegedienst versorgt und begleitet werden. Hier wird deutlich, für eine gute Hospizarbeit sind all diese Orte recht, entscheidend ist hier nicht der Name der Gesundheitseinrichtung, sondern allein die Qualität der angebotenen Hospizarbeit.

Ziel ist es, ganz individuell entsprechend den Wünschen und Bedürfnissen unter Beachtung der individuellen Sterbephase für jeden Hospizpatienten ständig die optimalste Versorgungs- und Behandlungsform herauszufinden und diese dann auch sehr zeitnah zu realisieren. Dabei ist es für alle HospizhelferInnen wichtig, vorhandene Grenzen zu überwinden und den Wunsch des Betroffenen in jedem Falle immer an die erste Stelle zu setzen. So wird die qualitativ hochwertige und ganzheitlich ausgerichtete Hospizbehandlung während des ganzen Sterbeprozesses zur tragenden Idee. Und diese Hospizidee kann im Krankenhaus, im Altenheim, in der Sozialstation ebenso zu Hause sein wie im stationären Hospiz oder im teilstationären Hospiz oder in der ambulanten Hospizarbeit eines Pflegedienstes.

Diese Hospizidee sollte zunächst frei sein von konkurrierenden Interessen der einzelnen um ihre Belegung kämpfenden Gesundheitsbetriebe, sondern an erster Stelle stehen hier die Bedürfnisse und die Wünsche von Patienten und Angehörigen.

In Einrichtungen, die dies berücksichtigen, wird sich die gute Belegung der vorhandenen Betten durch eine steigende Nachfrage von selber ergeben.

Mögliche Formen der Zusammenarbeit von verschiedenen Einrichtungen

Unsere Forschungen haben gezeigt, daß Patienten welche Gast in stationären Hospizen waren, wieder nach Hause, ins Altenheim oder auch ins Krankenhaus entlassen werden konnten. Das stationäre Hospiz ist keine Endstation in der Hospizbehandlung, sondern eine von mehreren Möglichkeiten die Hospizidee zu verwirklichen.

In diesem Zusammenhang ist die Zusammenarbeit verschiedener Einrichtungen im Rahmen eines Netzwerkes gerade für Patienten und Angehörige sehr wichtig. Hospizarbeit ist Teamarbeit, hier ist die richtige Zusammensetzung des therapeutischen Teams für die Qualität der Begleitung sehr wichtig. Je nach den Bedürfnissen der Patienten können folgende Berufsgruppen zum therapeutischen Team gehören: ehrenamtliche Helferinnen, Pflegefachkräfte, Pflegehelferinnen, Mediziner, Psychologen, Theologen, Sozialarbeiter, Ergotherapeuten. Die konkrete Zusammensetzung dieses Teams ändert sich ständig entsprechend der Anforderungen. Dabei können die einzelnen Fachpersonen einerseits in einem Gesundheitsbetrieb beschäftigt sein, aber andererseits auch punktuell in Hospizteams mitarbeiten. Unsere Forschungen haben hier gezeigt, daß es für Pflegepersonen im stationären Hospiz sinnvoll ist, punktuell auf die Fachlichkeiten des Krankenhausseelsorgers, des Schmerztherapeuten und des Psychologen des Krankenhauses zurückgreifen zu können.

Aus unseren Erfahrungen (Forschungsprojekte und Praxiserfahrungen) sind folgende Vernetzungen denkbar:

1. Träger der ambulanten Hospizarbeit ist die Pflegestation, die Sozialstation oder der ambulante Pflegedienst. Weitere Kooperationspartner sind zwei niedergelassene Ärzte mit Erfahrung in der Schmerztherapie, eine Gruppe ehrenamtlicher Hospizhelferinnen der Pfarrgemeinde, das stationäre Hospiz mit sechs Betten am nahegelegenen Altenheim und die onkologische Fachabteilung des Krankenhauses im Einzugsgebiet.

2. Ein Krankenhaus mit den Schwerpunkten Geriatrie, Onkologie und Schmerztherapie errichtet am Krankenhaus ein Hospiz mit acht stationären Betten. Kooperationspartner dieses Hospizes sind zuerst einmal die Fachabteilungen und die Aktivitäten des Krankenhauses (engagierte MitarbeiterInnen gründen Hospizverein am KH, darüber hinaus gibt es eine Kooperation mit der Sozialstation (ambulante Hospizarbeit) und den Ehrenamtlichen Hospizgruppen der umliegenden Pfarrgemeinden.

3. Ein Altenheim mit 140 Plätzen verbessert die Qualität des Leistungsangebotes für Bewohner und Angehörige und errichtet am Altenheim ein stationäres Hospiz mit sechs Betten. Auch hier ist das Hospiz organisatorisch und wirtschaftlich selbständig und dennoch als gelungene Ergänzung der Leistungen des Altenheimes zu verstehen. Kooperationspartner sind hier die Sozialstation, welche die ambulante Hospizarbeit im Einzugsgebiet übernimmt, die ehrenamtlichen Hospizgruppen der Pfarr- und Ortsgemeinden, ein niedergelassener Arzt und ein Krankenhausarzt, beide mit Erfahrung in der Schmerztherapie. Die Ergotherapie und die Sozialarbeit des Altenheimes engagieren sich ebenfalls ehrenamtlich in der ambulanten und stationären Hospizarbeit.

4. Es besteht ein Hospizverein, der von engagierten gesellschaftlichen und konfessionellen Gruppen getragen wird. Dieser Hospizverein fördert die Hospizidee im Einzugsbereich wirtschaftlich und ideell. Der Hospizverein hat ein stationäres

Hospiz mit sechs vollstationären Plätzen und vier teilstationären Plätzen, darüber hinaus betreibt der Verein ein ambulantes Hospiz an der örtlichen Sozialstation eines Wohlfahrtsverbandes. Im Rahmen der Schmerztherapie gibt es Kooperationen mit verschiedenen niedergelassenen Ärzten. Leistungen wie Hausreinigung, Wäscheversorgung, Speisenversorgung, Personalbuchhaltung und Betriebsabrechnung und andere Verwaltungsdienstleistungen werden vom kommunalen Krankenhaus eingekauft.

5. Ein Hospizverein verfügt über ein ausgezeichnetes Spendenmarketing und Sponsoring. Dieser Verein baut ein stationäres Hospiz mit 13 Betten auf die „grüne Wiese", integriert in ländliche Wohnstrukturen. Alle im Hospiz notwendigen Dienstleistungen, von der Speisenversorgung bis zur Personalbuchhaltung, werden von fest angestellten Mitarbeitern selbst erledigt. Kooperationen sind aus wirtschaftlichen Gründen nicht notwendig, denn durch den guten Ruf des Hospizes auch über die Region hinaus sind die vorhandenen Kapazitäten immer voll ausgelastet, Belegungsprobleme gibt es nicht.

Diese Beispiele für Vernetzungen und Kooperationen zeigen noch einmal deutlich, dass es viele Möglichkeiten zur Zusammenarbeit und zur Vernetzung gibt entscheidend sind immer die Wünsche und die Bedürfnisse der Betroffenen. Diese müssen geachtet und ständig im Mittelpunkt der Bemühungen der Hospizarbeit stehen.

Der Grundsatz, ambulante Hospizbehandlung geht vor teilstationärer und stationärer Hospizbehandlung, versteht sich dabei auch im Interesse der Patienten von selbst. Stationäre Hospizbehandlung sollte als letzte Möglichkeit gesehen werden, wenn die ambulanten und teilstationären Behandlungsmöglichkeiten aus Sicht der Betroffenen und aus Sicht des therapeutischen Teams erschöpft sind. Dabei ist es weniger wichtig wo das stationäre Hospiz angesiedelt ist, sondern entscheidend ist die Qualität der Zusammenarbeit auch über scheinbar festgefahrene Strukturen und eingespielte Überweisungskreisläufe hinweg.

In diesem Zusammenhang weise ich darauf hin, dass es sich bei dem Beispiel Nr. 5 um eine positive Ausnahme handelt. Hier kommen mehrere Faktoren wie die ausreichende Spendensituation, die gute Auslastung und die hohe Nachfrage zusammen. In der Regel ist es aus wirtschaftlichen und pflegerischen Gründen wichtig zu kooperieren, dabei geht es erstens um die Sicherung der Belegung und der Nachfrage und zweitens um die Erschließung von Wirtschaftlichkeitsreserven und neuen Finanzierungsquellen.

Wirtschaftliche Aspekte der Gründung von Netzwerken

Vernetzungen von Strukturen und die Zusammenarbeit über bestehende Grenzen hinweg müssen im Interesse aller Beteiligten sinnvoll sein. Der Nutzen und die Vorteile für die Patienten und Ihre Angehörigen sollten zu jeder Zeit der Hospizbehandlung möglichst optimal sein, und auf der anderen Seite ist ein wirtschaftlicher Umgang mit Personal und Material geboten, um mit den vorhandenen Mitteln möglichst viele Leistungen in hoher Qualität zu erbringen. Jetzt ist die Frage: Wie geht das? Ist das nicht ein unlösbarer Widerspruch?

Nein, das ist kein unlösbares Problem, es kommt nun darauf an, wie wir es aus unseren privaten Haushalten gewöhnt sind, mit den begrenzten zur Verfügung stehenden Mitteln möglichst viel Hospizleistungen zur Verfügung zu stellen, um die Wünsche und Bedürfnisse der Betroffenen zu berücksichtigen. Kurz gesagt, alle Beteiligten, die Bewohner, die Patienten, die Angehörigen, die Hauptamtlichen und die Ehrenamtlichen haben den größten Nutzen (oder Vorteil), wenn in der Hospizarbeit wirtschaftlich gearbeitet wird.

Durch unsere Forschungen und Praxiserfahrungen haben wir erkannt, daß die Organisationsformen der einzelnen Hospizinitiativen (ambulant, teilstationär, vollstationär) sehr unterschiedlich sind. Die Organisation der Arbeit im Hospiz hat großen Einfluss auf die entstehenden Kosten und die Finanzierbarkeit dieser Arbeit.

Stationäre Hospize sind zum Beispiel recht kleine Einheiten mit 5 bis 13 Plätzen, erfordern aber im Hintergrund vielfältige Dienstleistungen (Speisenversorgung, Hausreinigung, Wäschepflege, Hausmeistertätigkeiten, Lohnabrechnungen, Buchhaltung, Verwaltungsdienstleistungen, Verhandlungen mit Kranken- und Pflegekassen). Für das einzelne stationäre Hospiz ist es sehr aufwendig, all diese Dienstleistungen selber vorzuhalten. Hier bieten sich Organisationsformen an, wo die Möglichkeit besteht, das Dienstleistungsangebot größerer Einrichtungen mit zu nutzen und dennoch als Hospiz wirtschaftlich und organisatorisch selbständig zu bleiben.

Auch unsere Forschungen haben gezeigt, dass folgende Organisationsformen für die Leistungsqualität und die Wirtschaftlichkeit sehr sinnvoll sind:

- stationäres und teilstationäres Hospiz am Krankenhaus
- stationäres und teilstationäres Hospiz am Alten- und Pflegeheim
- ambulantes Hospiz an der Pflegestation
- eigenständiges stationäres und teilstationäres Hospiz und Kooperation mit Krankenhaus und Altenheim
- Hospizidee (ambulant, teilstationär und stationär) eingebettet in die medizinisch-pflegerischen Einrichtungen eines Wohlfahrtsverbandes
- stationäres, teilstationäres und ambulantes Hospiz als eine bauliche Einheit auf der „grünen Wiese" (unkomplizierter Wechsel der Patienten zwischen den Behandlungsformen).

Die möglichen Organisationsformen sollten den individuellen Wünschen der Beteiligten und den wirtschaftlichen Möglichkeiten vor Ort entsprechend ausgewählt und gestaltet werden. Es empfiehlt sich, bereits in der konzeptionellen Phase sich mit der Entwicklung der künftigen Organisations- und Kooperationsstrukturen des Hospizes zu befassen.

Das Team

Hospizarbeit ist Teamarbeit, das heißt ganz konkret, verschiedene Berufsgruppen und Ehrenamtliche arbeiten im therapeutischen Team sehr eng zusammen, um der sehr oft komplexen Bedürfnislage der Bewohner und ihrer Angehörigen gerecht zu werden.

Nun gilt es, diese Teamarbeit auch wirtschaftlich so zu organisieren, dass der Nutzen für Patienten, Bewohner und Gäste sowie für die Angehörigen deutlich sichtbar wird.

Hier gibt es verschiedene Möglichkeiten:
1. Neben der examinierten Pflege und den Ehrenamtlichen sind weitere Berufsgruppen (Psychologen, Sozialarbeiter, Theologen) fest am stationären Hospiz als Teilzeitbeschäftigte angestellt. Diese Fachleute stehen dann dem therapeutischen Team im Rahmen ihres Anstellungsverhältnisses zur Verfügung.

2. Die examinierten Pflegenden und die Ehrenamtlichen sind fest am stationären Hospiz angestellt, und die Psychologen, Sozialarbeiter, Theologen und Mediziner des nahegelegenen Krankenhauses machen ihren Einsatz im therapeutischen Team auch ehrenamtlich.

3. Die examinierten Pflegenden sind am stationären Hospiz fest angestellt. Die Ehrenamtlichen haben sich im Hospizverein der Pfarrgemeinde organisiert und tun im stationären Hos-

piz und im ambulanten Hospiz der Pflegestation ihren Dienst. Die anderen Fachkräfte wie Sozialarbeiter, Mediziner, Theologen und Psychologen kommen aus nahegelegenen Krankenhäusern oder Altenheimen und werden je nach Bedarf in das therapeutische Team integriert.

4. Ein Hospiz, bestehend aus stationärer, teilstationärer und ambulanter Versorgung hat die Pflegepersonen fest angestellt und sichert den gesamten Einsatz von weiteren notwendigen Fachleuten, wie z. B. Psychologen, Theologen, Ergotherapeuten, Mediziner, Sozialarbeiter, über sehr enge Kooperationsbeziehungen zu Krankenhäusern und Altenheimen des Einzugsgebietes.

In der Praxis gibt es noch eine Vielzahl weiterer Möglichkeiten das therapeutische Team zu organisieren. Das Team ist dabei eine ständig veränderbare Größe. Es kommt auch nicht darauf an, wo die einzelnen Personen fest angestellt oder organisiert sind, wichtig allein ist die Erbringung der Hospizleistungen entsprechend der ganz speziellen Nachfrage der Betroffenen. Eine wichtige Rolle spielen dabei die Ehrenamtlichen. Sie gehören in jedem Fall ins therapeutische Team, unabhängig davon ob sie nun dem Hospiz, dem Krankenhaus, der Pfarrgemeinde, der freien Hospizgruppe oder dem Altenheim organisatorisch zugeordnet sind.

4.
Hospizidee und Wirtschaftlichkeit

(von Reinhard Dinter)

Mein Weg zum Thema

Als Wirtschaftswissenschaftler habe ich mich seit vielen Jahren mit Finanzierungsfragen, Organisationsstrukturen und der wirtschaftlichen Führung von Mitarbeitern in Krankenhäusern und Altenheimen theoretisch wie auch in der praktischen Umsetzung befasst.

Als Führungskraft in einem Akutkrankenhaus mit 400 Betten haben mich dabei besonders die wirtschaftlichen Betrachtungen im Grenzbereich von Medizin und Pflege fasziniert.

In unserer Gesellschaft ist es oft noch ein Tabu, im Zusammenhang von pflegerischen und medizinischen Grenzbereichen von Geld und Wirtschaftlichkeit zu reden. So kostet es sicherlich viele Millionen, wenn wir uns gesellschaftlich mit Tod, Sterben und Endlichkeit nicht auseinandersetzen und statt dessen das Problem in die Intensivstationen, die onkologischen Bereiche und die geriatrischen Stationen eines Akutkrankenhauses verlagern.

Es kommt also nicht nur darauf an, die Arbeit einzelner Abteilungen wie z. B. Intensivstation, Operationsabteilung und Nuklearmedizin immer wirtschaftlicher zu organisieren, sondern wir müssen nach dem Sinn einer Behandlung im konkreten Einzelfall, z. B. Krebspatient mit infauster Prognose im Finalstadium, fragen. Wir sollten auch fragen, welchen Nutzen bringt diese oder jene Behandlung ganz konkret für die Lebensqualität der betroffenen Menschen (Patienten und Angehörige). Natürlich ist es vielfach nicht möglich, den entstandenen Nutzen für den Hospizpatienten in Geldbeträgen zu berechnen, aber mir ist deutlich geworden, daß es wichtig ist, in diesem Zusammenhang nach dem wirtschaftlichen Einsatz der vorhandenen Mittel zu fragen. Es bewegt auch die Patienten und ihre Angehörigen, daß Hospizarbeit bezahlbar bleibt und auch in Zukunft in unserer Gesellschaft finanziert werden kann.

Geld ist bereits in der konzeptionellen Phase sehr wichtig, um neue Projekte im Gesundheitsbereich erfolgreich auf den Weg bringen zu können. Dabei ist neben der Finanzierung der Investitionskosten auch die Finanzierung der laufenden Betriebskosten eine wichtige zu beantwortende Frage. Zunächst ist es natürlich wichtig, den im Moment möglichen Finanzierungsrahmen durch bestehende gesetzliche Sicherungssysteme zu erkennen und zu nutzen.

Als Ausgangspunkt und Orientierung der Forschungen, die Frau Stappen und ich gemeinsam zur wirtschaftlichen Sicherung der Hospizidee durchgeführt haben, wählten wir ganz bewusst die Bedürfnislage und die Wünsche der Patienten und ihrer Angehörigen. Der Hospizpatient mit seinen pflegerischen, medizinischen, psycho-sozialen und spirituellen Bedürfnissen steht dabei im Mittelpunkt unserer Betrachtungen.

Dabei war es für mich als Wirtschaftswissenschaftler sehr wichtig, vor Beginn der Forschungen mit den Hauptakteuren, den Hospizpatienten, persönlich in Kontakt zu kommen und Gespräche zu führen. Dabei waren mir besonders die offenen Interviews eine große Hilfe, um mich so ganz auf die Bedürfnislage der Betroffenen einstellen zu können.

Überzeugt von der Sinnhaftigkeit meiner Vorgehensweise, spürte ich dennoch persönlich Unsicherheiten und Ängste, denn mir war bewusst, dass ich dabei mein Fachgebiet stellenweise verlassen muss und „Neuland" betreten werde. Es war ein Gefühl zwischen Aufbruchstimmung und Unsicherheit, zwischen Angst und Hoffnung. Plötzlich war vieles unsicher, ungewiss und im Ergebnis offen. Es tauchten neue Fragen auf.

- Kannst du das?
- Wie sicher ist das vorhandene Datenmaterial?
- Ist es möglich, Entgelte oder Pflegesätze valide zu kalkulieren?
- Die Kostenrechnung im Krankenhaus ist mir vertraut, warum diese Experimente?
- Lohnt sich der Aufwand der vielen Einzelgespräche?
- Sind diese Gesprächsergebnisse unter wirtschaftlichen Aspekten analysierbar?
- Wird es gelingen, die Bedürfnisse und Wünsche zu quantifizieren?
- Was bringt es den Betroffenen, werden sie überfordert?
- Können wir auf die persönlichen Gespräche nicht verzichten?

All diese Fragen gingen mir durch den Kopf. Aber die Neugier und der Reiz, mit dieser Thematik auch zu „neuen Ufern" vordringen zu können trieben mich an und gaben mir Mut.

So war es unsere Grundbedingung vor Beginn des Forschungsprojektes, alle beteiligten Hospizinitiativen zu besuchen und persönliche Gespräche mit Patienten und Angehörigen zu führen. Im weiteren Verlauf der Forschungsprojektes hat es sich gezeigt, dass diese persönlichen Gespräche zu Beginn des Projektes ein gutes Fundament für die gesamte Arbeit geworden sind.

Dabei haben mich einige Gespräche so tief beeindruckt, dass ich sie bis heute in Erinnerung behalten habe.

Frau H. leidet an einer Krebserkrankung im Finalstadium, sie ist seit 15 Tagen im stationären Hospiz. Sie bekommt seit ihrer Einlieferung eine gute Schmerztherapie in Verbindung mit psycho-sozialer Begleitung und spiritueller Betreuung durch das Hospizteam (Pflegefachkräfte, niedergelassener Arzt und ehrenamtliche Helferinnen).

Die Pflegedienstleitung sagte mir vor Betreten des Zimmers, dass es Frau H. den Umständen entsprechend gut geht und sie auf das Gespräch mit mir vorbereitet ist.

Frau H. begrüßte mich auf der Bettkante sitzend, und ihr klarer Blick, ihre Gesprächsbereitschaft und ihre Ausstrahlung ließen die Ernsthaftigkeit und das Fortschreiten der Erkrankung in den Hintergrund treten. Frau H. erklärte mir zuerst ihre Erkrankung und dann sagte sie mir, dass es ihr heute gut gehe. Völlig normal begann Frau H. über das Finalstatium ihrer Krankheit und ihren immer näher rückenden Tod zu erzählen. Sie erklärte mir ganz genau, wie sie ihre Trauerfeierlichkeiten und die Beerdigung geplant hat und dass ihre Verwandten auch einbezogen worden sind. Zwischendurch ermunterte mich Frau H. immer wieder, dass ich nicht traurig sein soll und nicht vergessen solle, dass diese Tage im Hospiz zu den glücklichsten ihres Lebens gehörten und dass ich etwas tun solle, damit dies künftig für viele Menschen möglich wird, so bis zuletzt zu leben.

Im Gespräch war es mir möglich, mit Frau H. auch einige Punkte des Forschungsvorhabens zu besprechen, so z.B. unseren Ansatz, bei den Wünschen und Bedürfnissen der Patienten und ihren Angehörigen zu beginnen und daraus dann ein Finanzierungskonzept, bestehend aus kalkulierten Tagessätzen oder leistungsgerechten Entgelten, zu entwickeln.

Im weiteren Gespräch erklärte mir Frau H. wie wichtig es für sie war, den gesamten Tagesablauf frei gestalten zu können. Dabei spielte das künstlerische Gestalten mit Ton, Pinsel und Farbe und Stoff eine wichtige Rolle für sie. Ganz stolz zeigte sie mir die gemalten Bilder und die Tonschale.

Ganz wichtig sind Frau H. auch die vielen Beziehungen zu Mitarbeitern des therapeutischen Hospizteams, besonders hervorgehoben hat sie die Begegnungen mit dem Psychologen und dem Sozialarbeiter. Frau H. war es immer wieder wichtig, mir ans Herz zu legen, wie gut es ihr hier geht und dass dieses Hospiz weiter erhalten bleiben muss.

Sie machte mir Mut für das Forschungsvorhaben, das hat mich tief berührt. Nach 45 Minuten (ich merkte nicht, wie die Zeit vergangen ist) wurde Frau H. müde. Beim Verabschieden musste ich ihr versprechen, dieses Projekt zu beenden und etwas für die wirtschaftliche Sicherung der Hospizidee zu tun. Dann sagte sie noch, nächste Woche werde sie tot sein, aber sie sagte dies mit einem kleinen Lächeln, überhaupt nicht traurig.

Im Anschluss hatte ich noch ein kurzes Gespräch mit der Pflegedienstleitung. Ich selber war gelöst, meine Ängste waren verflogen. Ich war voller Hoffnung, das Projekt würde gut werden.

Und es wurde mir bewusst, dass ich gerade sehr reichlich beschenkt worden bin.

Dieses Gespräch im Jahr 1995 hat mir viel Mut gemacht, mich weiterhin mit diesem Thema auseinanderzusetzen und gerade auf wirtschaftliche Fragen im Zusammenhang mit der Gestaltung des letzten Lebensabschnittes Antworten und Wege zu suchen.

Eine weitere Begegnung mit einem Hospizpatienten, die einen tiefen Eindruck bei mir hinterlassen hat, möchte ich hier schildern.

Mein Besuch im Hospiz war mit der Hospizleitung abgesprochen und dennoch entwickelte sich dieses Gespräch sehr spontan und ungeplant.

Die Hospizleitung zeigte mir gerade die Gemeinschaftsräume des Hospizes. Dabei stellte sie mir auch Herrn K. vor, der gerade im Wohnzimmer saß und darauf wartete, von seinen Bekannten abgeholt zu werden. Ganz spontan, nach dem auch ich Platz genommen hatte, entwickelte sich ein Gespräch zwischen Herrn K. und mir.

Dabei erzählte Herr K. ganz stolz, dass er hier im Hospiz zu Gast gewesen sei, aber nun nach Hause entlassen wird, weil es ihm so gut geht. Daraufhin begann ich weiter nachzufragen und Herr K. erzählte mir seine Krankheitsgeschichte. Er sprach sehr offen über seine Krebserkrankung und darüber, dass er sich in der letzten Phase befinde, so jedenfalls war die infauste Prognose, als er vor 20 Tagen zum Sterben in das Hospiz gekommen war. Herr K. hat sich hier sehr wohl gefühlt, die Schmerztherapie ist neu eingestellt worden, so dass er kaum noch Schmerzen verspürte. Innerlich gerührt berichtete Herr K. über die gute Pflege und die vielen guten und tiefen Gespräche mit den Pflegenden und die Zeit, die die Ehrenamtlichen für ihn hatten. Herr K. war bis vor zehn Jahren Geographielehrer und er hat sich gerne mit Schülern unterhalten, berichtete er mir. Als er über die Arbeit der Pflegenden in dem Hospiz sprach hatte er immer ein kleines Lächeln auf den Lippen. Er sagte mehrfach: „Die Zeit hier, das war geschenkte Zeit, denn eigentlich sollte ich ja schon tot sein."

Voller stolz zeigte mir Herr K. noch ein farbenfrohes Bild an der Wand, dies habe er gemalt. Früher hätte er sich nicht vorstellen können, dass er einmal so etwas fertig bringt.

Nach ca. 25 Minuten kamen die Bekannten und holten Herrn K. zu sich nach Hause. Es war eine froh machende Begegnung, als Herr K. zusammen mit seinen Bekannten voller Hoffnung den Raum verließ. Auch die Hospizleitung sagte mir nach der Verabschiedung, dass dies eine sehr frohe und hoffnungsvolle Erfahrung für sie gewesen sei.

Hier habe ich von den Betroffenen, den Patienten und ihren Angehörigen gelernt, was es in der Praxis heißt, Hospiz ist ein Ort des Lebens – Leben bis zum Tode. Obwohl wir keine Zeit hatten, über das geplante Forschungsprojekt zu reden, bin ich auch in dieser Situation beschenkt worden. Ich habe sehr viel Mut und Energie, aber auch tiefgreifende Erkenntnisse für das Projekt mitgenommen.

Nach sechs Wochen habe ich mit der Hospizleitung telefoniert und mich auch nach Herrn K. erkundigt. Herr K. war noch vier Wochen zu Hause bei seinen Bekannten, dort ist er pflegerisch von der Sozialstation betreut worden, und eine ehrenamtliche Hospizhelferin hat die psycho-soziale und spirituelle Begleitung übernommen. Auf eigenen Wunsch ist er dann ins stationäre Hospiz zurückgekommen und dort nach fünf Tagen gestorben.

Hier ist mir erstmals deutlich geworden, dass stationäre Hospize keine Einbahnstraßen sind. Als Ort des Lebens steht es mit den stationären Leistungen bei Bedarf zur Verfügung, besonders dann wenn die ambulanten Leistungen (Pflege und psycho-soziale Begleitung) nicht mehr ausreichen, um auf die Bedürfnisse der Patienten angemessen zu reagieren. Hospize haben einen festen Platz in unserem Gesundheitssystem (Hospiz als Idee – ambulant, teilstationär und vollstationär).

Das Ziel, Leben in möglichst hoher Qualität bis zum Tod, ist gerade im Hospiz möglich, und dafür lohnt es sich einzusetzen. Denn erstens sind wir alle potentielle Hospizpatienten und zweitens sind wir langfristig alle tot. Es betrifft uns alle.

Hospizarbeit und wirtschaftliches Arbeiten

Bei der praktischen Umsetzung einer Hospizidee im Rahmen konkreter Initiativen werden ganz bestimmte Leistungen in den Bereichen Grundpflege, Behandlungspflege, psychosoziale Begleitung, Wohnen und Verpflegung, spirituelle Begleitung und Schmerztherapie erbracht. Zur Erbringung dieser Leistungen werden Personal und Sachmittel benötigt, z. B. die examinierte Pflegeperson erhält Lohn, die Ehrenamtliche bekommt die Fahrt- und Fortbildungskosten erstattet, der niedergelassene Arzt rechnet die Schmerzbehandlung mit der Krankenkasse ab. Jede dieser Hospizleistungen verbraucht Ressourcen und verursacht Kosten.

Hier wird deutlich, qualifizierte Hospizarbeit kostet Geld und es ist völlig normal, auch in diesem Bereich über den Zusammenhang von Leistungserstellung und Kostenentstehung und deren Finanzierung rechtzeitig vor Projektbeginn nachzudenken und Lösungen zu finden.

In Zeiten leerer Kassen und überforderter sozialer Sicherungssysteme hängt der Erfolg von Hospizprojekten (ambulant, teilstationär und vollstationär) ganz entscheidend davon ab, ob die Finanzierung auch über die Anlaufphase hinaus gesichert ist und die vorhandenen Mittel (Sachgüter und Personal) wirtschaftlich und effizient eingesetzt werden. Dabei bilden die qualitativ hochwertigen Hospizleistungen und deren wirtschaftliche Erbringung stets eine Einheit. Gerade weil Hospizleistungen in unserer Gesellschaft für die konkret Betroffenen immer wichtiger werden, ist es unumgänglich, auch in diesem Bereich die Frage nach der wirtschaftlichen Leistungserstellung und der Finanzierung von Projekten zu beantworten.

Dabei sind Aussagen wie „bei der Sterbebegleitung darf doch Geld keine Rolle spielen" oder „unsere Hospizpatienten bekommen alles, koste es was es wolle" oder „Hospizarbeit darf unwirtschaftlich sein, denn hier steht der Hospizgast im Mittelpunkt und nicht die Finanzierung" sehr schädlich für eine fundierte und langfristige Finanzierung von Hospizprojekten. Zeigen diese Aussagen doch eher, dass wir uns in unserem gesellschaftlichen Umfeld zu wenig mit Tod, Sterben und Endlichkeit auseinandersetzen. Statt dessen versuchen wir, uns hinter Unwirtschaftlichkeiten, Organisationsmängeln und Vergeudung von Mitteln zu verstecken.

In der Praxis ist folgendes zu beobachten: In der Regel sind wirtschaftlich erbrachte Hospizleistungen in der Leistungsqualität für den Hospizgast deutlich besser als unwirtschaftlich erbrachte.

Auf die Fragen nach der wirtschaftlichen Leistungserstellung und der Möglichkeit, Hospizprojekte zu finanzieren, soll in diesem Kapitel näher eingegangen werden.

Grundsätze der Hospizarbeit und wirtschaftliches Arbeiten

Abgeleitet von den allgemeinen Grundsätzen der Hospizbewegung ergeben sich für die konkreten Leistungen im Hospiz folgende Anforderungen:

- Hospizarbeit ist Lebenshilfe und richtet sich nach den Bedürfnissen der Patienten und ihrer Angehörigen.
- Patienten im Hospiz sollen geachtet in Würde bis zum Tode leben. Ihre persönlichen Wünsche und körperlichen, sozialen, psychischen und spirituellen Bedürfnisse stehen dabei im Mittelpunkt der Bemühungen des gesamten Teams.
- Den Hospizpatienten oder Gästen ist größtmögliche Freiheit in der Gestaltung ihrer verbleibenden Lebenszeit zu ermöglichen.
- Der Hospizpatient soll in seiner Selbstbestimmung und Entscheidung über Art und Ausmaß seiner Therapie voll akzeptiert und unterstützt werden.
- Durch das Angebot einer zugewandten ganzheitlichen Pflege im Hospiz und einer mitmenschlich einfühlsamen Begleitung gewinnt die Zeit des Sterbens an Lebensqualität und Lebensmotivation.

Das Leistungsangebot der Hospizinitiativen (ambulant, teilstationär und vollstationär) sollte sich in erster Linie an diesen allgemeinen Grundsätzen orientieren. Natürlich ist es möglich, ja sogar erwünscht, das konkrete Leistungsspektrum im Hospiz in Anlehnung an die Wünsche und Bedürfnisse der Patienten ständig weiter zu entwickeln und zu vervollkommnen. Damit stehen sowohl die Leistungsqualität als auch die

Gestaltung des Leistungspaketes im Mittelpunkt der Hospizarbeit oder an erster Stelle.

Nun kommen wir zur Frage der Wirtschaftlichkeit der Hospizarbeit. Zuerst soll der Begriff der Wirtschaftlichkeit verständlich gemacht werden.

Für eine ganze bestimmte Verrichtung im Rahmen der Hospizarbeit wird nun das Verhältnis wischen dem Ergebnis der
Verrichtung (qualitativ hochwertige Hospizleistung, z. B. psychosoziale Begleitung in Konfliktsituationen) und dem erfor-
derlichen Einsatz von Sachmitteln und Personal (Sachkosten
und Personalkosten, z. B. Zeichenkarton und Stifte sowie 35
Minuten Gesprächszeit der Psychologin) ermittelt.

Wirtschaftlichkeit drückt sich aus in dem Verhältnis von er-
brachter Hospizleistung und den dabei eingesetzten Mitteln.

Nach den Grundsätzen der Hospizarbeit steht nun die Leistungsqualität und die Patientenorientierung des Leistungspaketes weitgehend fest. Der Versuch, Leistungsqualität nach
unten zu schrauben, um dadurch die Kosten für den Mitteleinsatz zu drücken, widerspricht eindeutig den Grundsätzen
der Hospizarbeit, und dies ist auch einer der Gründe, weshalb
Wirtschaftlichkeit im Gesundheitsbereich von vielen Beteiligten so negativ gesehen wird.

Deshalb hier noch einmal ganz deutlich: Die Bedürfnisse
und Wünsche der Betroffenen nach qualitativ hochwertigen
Leistungen sind Ausgangspunkt und Grundlage unserer Diskussion um Wirtschaftlichkeit im Hospiz.

Nun ist die Frage nach der Bewertung von Hospizleistungen
und dem dazu notwendigen Mitteleinsatz zu stellen. Der
Mitteleinsatz ist sehr einfach zu bewerten: da sind einmal die
Kosten der Sachmittel wie z. B. Lebensmittel, Reinigungskosten, pflegerisches Verbrauchsmaterial, Fahrtkosten und Medikamente und zum anderen die Personalkosten wie z. B. Löhne

und Gehälter, Aufwandsentschädigungen für Ehrenamtliche und Fortbildungs- und Supervisionskosten.

Eine schwierigere Aufgabe ist es nun, die Leistungen des Hospizes sachgerecht zu bewerten und entsprechende Entgelte festzulegen. Wir wissen: Bei jeder Leistungserstellung im Hospiz entstehen Kosten. Nun kommt es darauf an, dass diese Kosten durch entsprechende Erlöse aus Leistungen gedeckt werden können. Das ist in jedem Dienstleistungsunternehmen so, auch im Hospiz (stationär, teilstationär und ambulant).

Da es sich beim Gesundheitssektor um einen sehr stark modifizierten Markt handelt, der in vielfältiger Weise von staatlichen Eingriffen und Vorschriften bestimmt ist, gelten die Marktmechanismen (Angebot Nachfrage, Marktpreis) nur sehr eingeschränkt. Das führt dazu, dass Preise für Hospizleistungen kollektiv verhandelt oder einseitig von Kranken- oder Pflegekassen festgesetzt werden.

Diese so ermittelten Entgelte für Hospizleistungen drücken dann aus, was unsere Gesellschaft heute bereit ist, für hochqualifizierte Hospizarbeit auszugeben. Es kommt also in hohem Maße darauf an, Pflegesatzverhandlungen (was kostet ein Tag im stationären Hospiz?) und Entgeltvereinbarungen sehr fachkundig vorzubereiten und durchzuführen.

So stellt sich hier im Rahmen der Wirtschaftlichkeit von Leistungen zuerst die Frage nach der ausführlichen Beschreibung, Darstellung und Dokumentation aller Leistungen im Hospiz. In einem zweiten Schritt kommt es dann darauf an, die Entgelte so zu verhandeln, dass die anfallenden Kosten gedeckt werden können.

Wirtschaftliches (kostendeckendes) Arbeiten ist die Voraussetzung für die langfristige Existenz der Hospizinitiativen und für ein qualitativ hochwertiges Leistungsangebot entsprechend der Hospizgrundsätze. Wirtschaftliches Arbeiten ist nicht der Gegenpol zu einer ganzheitlichen Pflege und Begleitung im Rahmen eines Hospizkonzeptes, sondern vielmehr Grundlage und Ausgangspunkt für erfolgreiche Hospizarbeit.

Leistungsbereiche und Leistungen im Hospiz

Wir haben im letzten Abschnitt dieses Kapitels festgestellt, dass durch die Erstellung jeder Leistung im Rahmen einer Hospizinitiative (ambulant, teilstationär, vollstationär) Kosten verursacht werden. Auch Hospizleistungen, welche ausschließlich von Ehrenamtlichen erbracht werden, verursachen Kosten (regelmäßige Fortbildungen, Supervisionen, Aufwandsentschädigungen, Fahrtkosten ...). So ist auch ganz verständlich, dass für jede Hospizleistung ein Preis oder ein Entgelt gezahlt werden muss, um die Hospizarbeit auch im Interesse der Angestellten und der Hospizpatienten langfristig wirtschaftlich zu sichern.

Hier geht es nun zuerst darum das wir uns mit den Leistungen und den Leistungsbereichen von Hospizinitiativen näher befassen. Unabhängig von der konkreten Art des Hospizes (ambulant oder stationär) geht es zuerst um ein Bewusstmachen der gesamten Leistungsvielfalt. Dazu gehört auch, dass wir spirituelle Begleitung, nonverbale Kommunikation und psychosoziale Begleitung als notwendige und hochwertige Leistungen im Rahmen der Sterbebegleitung anerkennen und einen einheitlichen Sprachgebrauch entwickeln. Unsere Forschungen haben gezeigt, dass dies besonders in den Leistungsbereichen psychosoziale Begleitung und spirituelle Begleitung Grundlage jeder Entgeltverhandlung sein muss, denn gerade diese Leistungen erfordern in der Regel einen sehr hohen Personalaufwand.

Wie können die Leistungen erfasst werden?

- Leistungen bewusst machen durch Austausch im Hospizteam
- Leistungen einheitlich bezeichnen, durch Diskussion im Hospizteam (einheitliche Begrifflichkeit/Sprachgebrauch)
- Leistungen wenn möglich standardisieren, Entwicklung einheitlicher Prozessstandards, die auf die konkrete Situation des Patienen individuell angewandt werden können (Pflegestandards, psychosoziale Prozessstandards)
- Leistungen im Hospizalltag fortlaufend und lückenlos in der Pflegedokumentation dokumentieren
- Häufigkeit der Leistungserbringung erfassen und regelmäßig und zeitnah im Hospizteam auswerten.

Warum dieser Aufwand?
Hospizleistungen sind wie andere Dienstleistungen immateriell. Die Leistungen werden bei der Erbringung von den Patienten empfangen (konsumiert) und sind im Prinzip dann nicht mehr sichtbar. Leistungen, welche wir nicht dokumentieren, sind dann auch in der Regel nicht mehr nachweisbar. Die Wirtschaftlichkeit, das Verhältnis von Leistungen (Erlösen) und Kosten, kommt in eine Schieflage, wenn wir Leistungen nicht dokumentieren, denn die Kosten sind da z. B. für Pflegepersonal, für Psychologen und Ehrenamtliche nur das Ergebnis der Arbeit dieser Fachleute. Diese können wir dann nicht mehr nachweisen. Deshalb ist es so wichtig, diese notwendigen Leistungen, die für Patienten und Angehörige ja bedarfsgerecht erbracht werden, auch zu dokumentieren und fortlaufend zu erfassen. Dabei sollte diese Dokumentation durch unabhängige Dritte jederzeit nachvollzogen werden können (Medizinischer Dienst, Krankenkassen, Trägervertreter...).

Der Hospizpatient steht gerade bei diesem Verfahren mit seinen Wünschen und Bedürfnissen im Mittelpunkt der Bemühungen, sichert doch nur die Leistungsdokumentation und eine entsprechende Vergütung dieser Leistungen die langfristige wirtschaftliche Existenz des Hospizes. Zum anderen wird deutlich sichtbar, dass die Zahlungen der Kranken- und Pflegekassen und der Patienten keine Almosen sind, für die das Hospizteam Dankbarkeit zeigen muss. Vielmehr haben alle Mitglieder des Hospizteams diese Erlöse durch die Erbringung qualitativ hochwertiger Hospizleistungen selber erwirtschaftet. Hier trägt die Betrachtung der Wirtschaftlichkeit dazu bei, dass die im Hospiz tätigen Personen auf das Arbeitsergebnis stolz sein können, und dies ist ein erheblicher Motivationsfaktor.

In stationären Hospizen empfiehlt es sich, die erbrachten Leistungen in die Bereiche
● hospizspezifische Grundpflege,
● palliativ-medizinische Behandlungspflege,
● Unterkunft und Verpflegung
einzuteilen, um so differenziert aufzeigen zu können, welche Entgelte in den einzelnen Leistungsbereichen notwendig sind.

Zwischen dem Umfang der nachgefragten palliativ-medizinischen Behandlungspflege und der Qualität der angebotenen psychosozialen und spirituellen Begleitung gibt es direkte Wechselwirkungen. So ist es z.B. möglich, durch eine optimale psychosoziale Begleitung der Hospizpatienten den Verbrauch von bestimmten Medikamenten deutlich zu verringern, was erstens zu mehr Lebensqualität und Lebensmotivation bei den Patienten führt und zweitens dazu beiträgt, Sachkosten zu reduzieren.

In der Regel ist die Finanzierung stationärer Hospize eine Mischfinanzierung, und hier ist es wichtig, sagen zu können, welchen Umfang die einzelnen Leistungsbereiche haben. Die Finanzierung der stationären Hospize basiert zur Zeit auf pauschalierten tagesgleichen Pflegesätzen. Diese werden in der Pflegesatzverhandlung ermittelt. Verhandlungsparteien sind dabei einerseits die Hospizleitung und der Träger des Hospizes und andererseits die Vertreter der Kranken- und Pflegekassen und der Sozialleistungsträger. Bei dieser Verhandlung wird ermittelt, was ein Tag im stationären Hospiz kostet.

Die Fachlichkeit der Leitung eines stationären Hospizes

In der Regel sind stationäre Hospize relativ kleine Einrichtungen mit 5 bis 13 Plätzen, dennoch sind hier die Anforderungen an die Fachlichkeit der Hospizleitung sehr komplex.

Hospize sind pflegerisch geleitete Einrichtungen im Gesundheitswesen. Zum einen werden sehr hohe Anforderungen an die fachliche Kompetenz der Leitungsperson gestellt. Diese untergliedert sich in die pflegerische und pflegewissenschaftliche Kompetenz, die Führungs- und Managementkompetenz und die betriebswirtschaftliche Kompetenz, und zum anderen spielt die soziale Kompetenz eine wichtige Rolle.

a) pflegerische und pflegewissenschaftliche Kompetenz
- Die Leitungskraft sollte über eine palliativ-medizinische Zusatzausbildung verfügen.
- Palliativ-medizinische Behandlungspflege und hospizspezifische Grundpflege sollten theoretisch und praktisch fundiert sein.
- Die Leitungskraft sollte in der Lage sein neue pflegewissenschaftliche Erkenntnisse wie z. B. Pflegetheorien und Pflegemodelle theoretisch zu erfassen und selbständig in der Praxis anzuwenden.
- Die Leitung des Hospizes sollte in der Lage sein das zugrunde gelegte Hospizkonzept ständig weiter zu entwickeln.

b) Führungs- und Managementkompetenz
- Die Führungskraft benötigt eine psychologische Ausbildung in Führungstheorien und Führungsverhalten; diese Fähigkeiten sollten praxisrelevant anwendbar sein.

- Die Führungskraft sollte ein kleines, emotional sehr stark belastetes Hospizteam führen können (Konfliktlösungsstrategien, Psychohygiene für Mitarbeiter, ständige Motivation aller Mitarbeiter).
- Ehrenamtliche und externe Experten wie z.B. Psychologen, Ärzte und Theologen sollten harmonisch in das therapeutische Team integriert werden.
- Konfliktgespräche mit Angehörigen in emotional komplizierten Situationen sollten sensibel geführt werden können.
- Die Führungskraft muss die Sterbebegleitung theoretisch und praktisch verstehen und anwenden, konzeptionell weiterentwickeln sowie den Mitarbeiterinnen fachkundig Hilfen anbieten können.
- Dazu benötigt die Führungskraft eine fundierte praxisrelevante psychologische Ausbildung.

c) betriebswirtschaftliche Kompetenz
- Aufgabe der Führungskraft ist es, den gesamten Arbeitsablauf im Hospiz wirtschaftlich zu organisieren (Personaleinsatz, Sachmitteleinsatz, Pflegeplanung ...).
- Die Hospizleitung sollte betriebswirtschaftliche Steuerungsinstrumente beherrschen und die Wirtschaftlichkeit des Hauses permanent überwachen können.
- Die Führungskraft sollte über betriebswirtschaftliches Grundlagenwissen verfügen.
- Hospizleistungen und anfallende Kosten müssen kalkuliert und überwacht werden.
- Die Hospizleitung sollte den Jahresabschluss verstehen und Konsequenzen daraus ableiten können (unter Mithilfe von Experten, z.B. Steuerberatern, ...).
- Aufgabe der Leitung ist es, die Pflegesatzverhandlung vorzubereiten und maßgeblich daran mitzuwirken.
- Aufgabe der Leitung ist es, das Hospiz im Hintergrund optimal und kompromisslos wirtschaftlich zu führen und damit die Voraussetzungen zu schaffen, dass der Patient oder

Gast eine ganzheitliche Hospizpflege und Begleitung erfährt, die seine Lebensqualität und Lebensmotivation spürbar verbessert.

In diesem Zusammenhang können wir von einer mehrdimensionalen Fachlichkeit sprechen, über welche eine Führungskraft im Hospiz verfügen sollte. Natürlich ist dieses komplexe Fachwissen nicht von Anfang an einfach da, vielmehr sollte es kontinuierlich über gezielte Fortbildungen weiterentwickelt werden (lebenslanges Lernen, Hinterfragen und Weiterentwickeln).

An dieser Stelle ist es notwendig, darauf hinzuweisen, wie wichtig es ist, sich langfristig im Rahmen der Entwicklung von Hospizkonzepten mit der Fachlichkeit von Führungskräften und Mitarbeitern auseinanderzusetzen. Dies geschieht in der Regel einige Jahre vor der Eröffnung eines stationären Hospizes.

Was kostet ein Tag im Hospiz?
(von Michael Haag)

Der Aufenthalt in einem stationären Hospiz ist aus finanzieller Sicht ein vergleichsweise kostspieliges Unterfangen. Nach dem derzeitigen Erfahrungsstand in Nordrhein-Westfalen kostet ein Tagesaufenthalt in einem Hospiz ca. 210 Euro, Abweichungen von etwa 10 Prozent nach oben und unten sind je nach Ausstattung möglich.

Bei Kosten von 210 Euro pro Tag und bei angenommenen 30 Kalendertagen summiert sich der Aufwand auf immerhin stolze 6.300 Euro pro Monat.

„Unwahrscheinlich hoch", oder „nicht nachvollziehbar" meinen Sie?

Der folgende Abschnitt soll Ihnen verständlich machen, wie man auf diese Preise kommt, so dass der Gesichtspunkt der Nachvollziehbarkeit dieses Preises im vollstationären Hospiz Hauptziel dieses Absatzes ist. Um Ihnen die Überlegungen so wirklichkeitsnah und praktisch wie möglich zu vermitteln, geht der Autor im Folgenden von einem „Musterhospiz" mit acht Plätzen aus und entwickelt hieraus einen Erklärungsansatz für unsere oben genannte Fragestellung.

Welche Kosten verbergen sich nun hinter dem Preis von 210 Euro pro Tag, oder, anders ausgedrückt, welche Leistungen erhält man für diesen Preis?

Es sind vor allem drei Arten von Kosten, aus denen sich der tägliche Preis, in der Fachsprache Bedarfssatz genannt, errechnet. Dies sind die Kosten für das im Hospiz tätige Personal, die Kosten für Sachaufwendungen und letztendlich die Investitionskosten des Hospizes. Zurückkommend auf unser „Musterhospiz" könnten, ausgehend von den angedachten acht Plätzen, realistischerweise Gesamtkosten von über einer halben Million Euro pro Jahr für den Hospizträger anfallen.

Gehen wir einmal konkret von Gesamtkosten in Höhe von ca. 550.000 Euro aus. Nach der oben beschriebenen Dreiteilung der Kosten könnten sich die Kosten wie folgt aufsplitten:

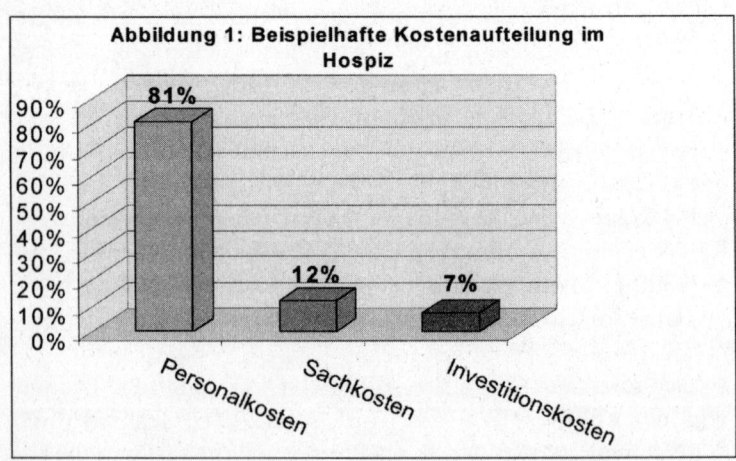

Abbildung 1: Beispielhafte Kostenaufteilung im Hospiz

Personalkosten pro Jahr	=	445.000 Euro
Sachkosten pro Jahr	=	65.000 Euro
Investitionskosten pro Jahr	=	40.000 Euro
Gesamtkosten pro Jahr	=	550.000 Euro

Wie man hieraus ablesen kann, wird der Hauptanteil des Tagessatzes in einem Hospiz durch die Personalkosten aufgezehrt, nämlich über achtzig Prozent der Gesamtkosten.

Doch betrachten wir nun schrittweise jede dieser genannten Kostenarten genauer, beginnend mit den Personalkosten.

Welches Personal ist im stationären Hospiz tätig und für den reibungslosen Tagesablauf und zum Wohle der Hospizbewohner notwendig? Tagesablauf meint in diesem Zusammenhang für den Träger eines Hospizes das Vorhalten von betriebsnotwendigem Personal an 24 Stunden pro Tag und 365 Tagen im Jahr.

Welches Personal benötigt nun unser „Musterhospiz" mit seinen acht Plätzen?

Zu unterscheiden sind im Hospiz folgende Dienstartgruppen:

Idealtypische Dienstartgruppen im stationären Hospiz

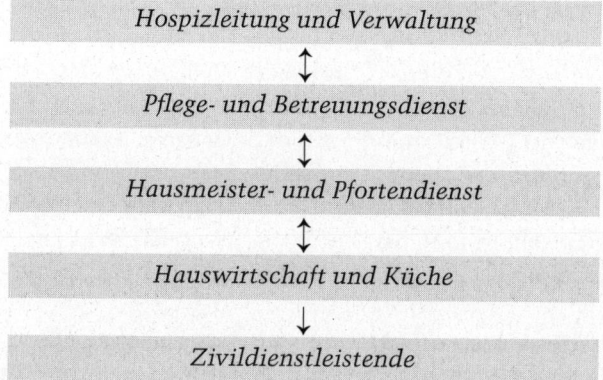

89

Von vorrangiger Bedeutung für die Konzeption eines Hospizes ist der Einsatz von qualifiziertem Personal im Bereich des Pflegedienstes. Der Pflege obliegt im Hospiz die pflegerische Versorgung der Patienten und ist somit von weichenstellender Bedeutung für die Qualität der Leistungserbringung im Hospiz. Dies wird auch bei zahlenmäßiger Betrachtung des Preisgefüges dieser Dienstartgruppe deutlich. Mengenmäßig sind im Pflegedienst mindestens 8,10 Vollkräfte im „Musterhospiz" notwendig, bei Jahresdurchschnittskosten für die größtenteils hochqualifizierten Pflegekräfte in Höhe von 40.000 Euro. Somit ergeben sich insgesamt Kosten in Höhe von 324.000 Euro für diesen Sektor, oder anders ausgedrückt, fast sechzig Prozent der Jahresgesamtkosten eines Hospizes.

Gleichermaßen bedeutsam ist die soziale Betreuung der Bewohner, für die beispielsweise in unserem „Musterhospiz" 0,75 Vollkräfte mit einem Jahresdurchschnittsgehalt von ebenfalls 40.000 Euro berechnet werden können.

Von nicht minderer Bedeutung für die langfristige Existenzsicherung eines Hospizes ist die Leitungsfunktion, zu deren Aufgaben nicht zuletzt auch die Außendarstellung und somit die Öffentlichkeitsarbeit gehört. Hier sind für acht Plätze mindestens 0,5 Vollkräfteanteile mit einem Jahresdurchschnittsgehalt von ca. 50.000 Euro anzusetzen.

Dem Verwaltungsdienst kommt die Abdeckung des administrativen Sektors zu, von der Finanzbuchhaltung, dem Einkauf bis hin zur Abrechnung mit den Pflege-, Krankenkassen, Selbstzahlern oder dem Sozialhilfeträger.

Für den Verwaltungsdienst sind beispielsweise 0,40 Vollkräfte zu einem Durchschnittsgehalt von 37.500 Euro einzukalkulieren.

Ein weiterer wesentlicher Baustein im Personalgefüge eines Hospizes besteht im Hauswirtschaftbereich und Küchendienst, der u. a. für Sauberkeit, Desinfektion bzw. das leibliche Wohl verantwortlich ist. Hier sind 1,30 Kräfte mit Durchschnittskosten in Höhe von 32.000 Euro realistisch.

Der Bereich Hausmeister/Pforte ist mit einem Stellenanteil von 0,2 Vollkräften und Jahresdurchschnittskosten von etwa 25.000 Euro behaftet.

Letzte Dienstartgruppe, aber nicht von minder großer Bedeutung für das Hospiz, können Zivildienstleistende sein, die derzeit noch mit einem Kostenvolumen von durchschnittlich 4.400 Euro veranschlagt werden müssen.

Aus der Multiplikation der Stellenanteile mit den Jahresdurchschnittskosten ergeben sich die jeweiligen Gesamtpersonalkosten des vollstationären Hospizes.

Je Dienstartgruppe berechnet man:

Vollkräfte-anteil A	multipliziert mit den	Jahresdurch-schnittskosten B	ergeben	Personal-kosten C = A x B

Für alle Dienstartgruppen ergeben sich aus Addition der Personalkosten je Dienstart die Gesamtpersonalkosten, wie man sie aus der folgenden Abbildung entnehmen kann.

Im Überblick entstehen somit folgende Personalkosten in unserem „Musterhospiz":

Beispielhafte Personalausstattung des „Musterhospizes"

Personalkosten :	Vollkräfte A	Jahresdurchschnitts-kosten B	Gesamt-kosten C = A * B
Hospizleitung	0,5	50.000 Euro	25.000 Euro
Verwaltung	0,4	37.500 Euro	15.000 Euro
Gesamt Leitung u. Verwaltung:	0,9		40.000 Euro
Pforte/Hausmeister:	0,2	25.000 Euro	5.000 Euro
Pflegepersonal	8,1	40.000 Euro	324.000 Euro
Soziale Betreuung	0,75	40.000 Euro	30.000 Euro
Gesamt Pflege und Betreuung:	8,85		354.000 Euro
Gesamt Hauswirtschaft/Küche:	1,3	32.000 Euro	41.600 Euro
Praktikanten/Zivis/Azubis :	1	4.400 Euro	4.400 Euro
Summe Anzahl Personal:	12,25		
Summe Personalkosten:			445.000 Euro

In die Personalkosten mit einbezogen werden auch die Fort-bildungskosten für die ehrenamtlichen Mitarbeiter, die letzt-lich als Personalnebenkosten mit in die Bruttopersonalkos-tenberechnungen einfließen können.

Wie bereits an anderer Stelle beschrieben, entstehen der Ein-richtung bei der Leistungserbringung für die Hospizpatienten weitere Kosten, die sogenannten Sachkosten.

Was ist unter dem Begriff „Sachkosten" zu verstehen?

Zu den Sachkosten zählen Kostenarten wie die Kosten für Lebensmittel, die Wasser-, Energie- und Brennstoffkosten, Ver-waltungskosten, Kosten für Steuern, Müllabgaben und Ver-sicherungen, Reinigungskosten für das Gebäude und die Wä-sche, Fahrtkostenerstattungen für die ehrenamtlichen Kräfte,

Betreuungaufwendungen, Kosten für medizinischen Bedarf oder
auch Wartungskosten (für z. B. Aufzüge, Brandmeldeanlagen,
etc.).

In folgender Abbildung wird versucht, die dargestellten Kostenarten mit wirklichkeitsnahen Kosten für unser „Musterhospiz" zu belegen.

Beispielhafte Sachkosten des „Musterhospizes"

Lebensmittel	**15.000 Euro**
Medizinischer Bedarf	**2.500 Euro**
Wasser, Energie, Brennstoffe	**8.500 Euro**
Wirtschaftsbedarf	**27.500 Euro**
davon: Gebäudereinigung	22.500 Euro
davon: Wäschereinigung	3.500 Euro
Betreuungsaufwand	**2.500 Euro**
Verwaltungsaufwand	**4.500 Euro**
Steuern, Abgaben, Versicherungen	**3.500 Euro**
Wartungskosten	**1.000 Euro**
Summe Sachkosten:	**65.000 Euro**

Es entstehen in unserem Beispielfall dem Hospizträger somit
65.000 Euro Sachkosten, zusammen mit den oben dargestellten Personalkosten folglich schon zusammen ca. 93 Prozent
der insgesamt im Hospiz entstehenden Gesamtkosten.

Die noch fehlenden 7 Prozent der Kosten sind dem Investi-
tionskostenblock zuzurechnen. Hierunter sind für unser
„Musterhospiz" 40.000 Euro pro Jahr in der Kalkulation zu
veranschlagen. Unter Investitionskosten werden die im Hospiz anfallenden Instandhaltungskosten, Abschreibungen, Zin-
sen für Darlehen etc. subsumiert, und auf deren Berechnungs-
schema an dieser Stelle nicht näher eingegangen wird.

Die Jahresgesamtkosten in Höhe von 550.000 Euro unseres „Musterhospizes" sind nun beispielhaft dargestellt und den einzelnen Kostenblöcken verursachungsgerecht zugeordnet worden.

Doch wie erfolgt die Verteilung dieser Kosten auf die Bewohner und wie errechnet sich hieraus der Tagessatz von 210 Euro je Tag und Patient?

Gehen wir zur Erläuterung dieser Frage von einem einfachen Beispiel aus. Nehmen wir an, dass im Sommerurlaub am Meer mehrere Familien gemeinsam eine Wohnanlage angemietet haben. Es ist davon auszugehen, dass üblicherweise am Ende des Urlaubs die angefallenen Kosten für die Räumlichkeiten, Müllentsorgung, Reinigung der Gebäude, Wasser und Strom etc. auf die einzelnen Familien aufgeteilt werden.

Als Verteilungsschlüssel könnte zum Beispiel die Kopfzahl je Familie herangezogen werden.

Im Falle des Hospizes wird ähnlich vorgegangen. Die Gesamtkosten der Einrichtung werden durch die Gesamtanzahl der Tage, an denen sich Hospizpatienten in dem Hospiz aufgehalten haben, dividiert.

Da man die Bedarfssätze, in unserem Fall den Bedarfssatz von 210 Euro, prospektiv, d. h. im Vorhinein, mit den Kostenträgern (= Pflegekassen, Krankenkassen und dem überörtlichen Träger der Sozialhilfe) verhandelt, verständigt man sich im Regelfall über eine Auslastung (= Belegung) der Einrichtung in Höhe von 90 % im Jahresdurchschnitt. Für unser Musterhospiz würde dies bedeuten, dass man an 2.628 Tagen mit einer Belegung der vorhandenen acht Plätze rechnet.

Dividiert man nun die oben kalkulierten Gesamtkosten in Höhe von 550.000 Euro des Hospizes und verteilt diese Kosten auf die vereinbarte Belegung (= 2.628 Tage), so gelangt man zu unserem Beispielbedarfssatz von 210 Euro pro Tag. Dividiert man die oben dargestellten Kosten, z. B. die Lebensmittelkos-

94

ten (15.000 Euro/Jahr), ebenfalls durch die 2.628 Tage, so erhält man die Kosten für diesen Bereich pro Tag und Bewohner, im Beispielfall folglich 5,71 Euro. Gleichermaßen kann für sämtliche andere Kostenarten der Preis pro Tag und Bewohner errechnet werden.

Man führt somit im stationären Hospizbereich eine Verteilung nach einer vereinbarten Schlüsselgröße, hier Anzahl der voraussichtlichen Belegungstage der Plätze, durch und gelangt somit, analog unserem gewähltem Beispielfall mit der Verteilung der Kosten für die angemietete Wohnanlage, zu einer vermeintlich gerechten Aufteilung der entstehenden Kosten.

Dass an dieser Stelle Kritik aufkommen kann und die Aufteilung der Kosten mittels einer Schlüsselgröße immer Anlass für eine Diskussion über die „ungerechte" Verteilung von Kosten sein kann, ist systembedingt. So könnte in unserem Urlaubsbeispiel die Forderung zwischen den Urlaubern aufkommen, nach Erwachsenen und Kindern zu differenzieren oder z.B. den Dauerduscher direkt stärker hinsichtlich der Wasserkosten zu belasten.

Eine solche direkte Zurechnung von Kosten wäre theoretisch zwar für den einzelnen Hospizgast denkbar, jedoch würde alleine der Verwaltungsaufwand hierbei ins Unermessliche steigen und somit eine direkte Kostenzuteilung von vornherein zum Scheitern verurteilen.

Eine Verteilung der anfallenden Kosten anhand der Verteilungsgröße „belegte Tage" scheint folglich eine adäquate Methode der Preisfindung darzustellen.

Schaubild 6 soll den Gesamtzusammenhang nochmals illustrieren.

Schaubild 6: Gesamtkostenverteilung „Musterhospiz"

Angaben in Euro

Hospizleitung	25.000
Verwaltungsdienst	15.000
Pforte / Hausmeister	5.000
Pflegepersonal	324.000
Sozialer Betreuungsdienst	30.000
Hauswirtschaft / Küche	41.600
Zivildienstleistende / Praktikanten/ etc.	4.400
Summe Personalkosten	**445.000**

(a)

Lebensmittel	15.000
Medizinischer Bedarf	2.500
Wasser, Energie, Brennstoffe	8.500
Wirtschaftsbedarf	27.500
davon: Gebäudereinigung	*22.500*
davon: Wäschereinigung	*3.500*
Betreuungsaufwand	2.500
Verwaltungsaufwand	4.500
Steuern, Abgaben, Versicherungen	3.500
Wartungskosten	1.000
Summe Sachkosten	**65.000**

(b)

Investitionskosten	40.000

(c)

(a)
(b)
(c)

Personalkosten gesamt   = 445.000 Euro/Jahr

Sachkosten gesamt   =   65.000 Euro/Jahr

Investitionskosten   =   40.000 Euro/Jahr

Gesamtkosten des Hospizes = 550.000 Euro/Jahr

Vorauskalkulierte Belegung des Hospizes an
2.628 Tagen
und Verteilung der Gesamtkosten auf diese Tage:

550.000 Euro dividiert durch 2.628 Tage = 210 Euro
pro Tag

Zurückkommend auf unsere Anfangsüberlegungen zeigt sich nunmehr, dass sich hinter dem Preis von 210 Euro pro Tag eine Vielzahl von Leistungen des Hospizträgers verbergen, die den Preis durchaus rechtfertigen.

Da überdies dem Hospizträger von den 210 Euro 10 Prozent von den Kostenträgern als Eigenanteil aufgebürdet werden (dies entspricht Kosten in Höhe von 55.188 Euro) und somit dem

Hospizpatient lediglich 189 Euro in Rechnung gestellt werden, relativiert sich zudem der Bedarfssatz im stationären Hospiz.

Finanzierungsquellen für die Hospizidee

Hospizideen können in der praktischen Realisierung sehr unterschiedlich sein. So beginnt eine Hospizinitiative mit der ambulanten Hospizarbeit und eine andere errichtet ein stationäres Hospiz am Krankenhaus oder am Altenheim. So vielfältig wie die Möglichkeiten der Hospizarbeit in der Praxis auch sind, so unterschiedlich und vielfältig sind auch die Finanzierungsmöglichkeiten im konkreten Einzelfall.

Eines haben diese unterschiedlichen Finanzierungsmöglichkeiten jedoch gemeinsam, es handelt sich in der Regel überall um Mischfinanzierungen, in denen Spenden eine wichtige Rolle spielen. Das heißt, dass mehrere Kostenträger, z.B. Krankenkasse und Pflegekasse, gemeinsam mit den Hospizpatienten und den Trägern der Hospizinitiativen die Gesamtfinanzierung übernehmen.

Es sind auch Finanzierungsmodelle denkbar, wo der Hospizpatient die kalkulierten Tageskosten zum einen vollständig selber trägt und zum anderen eine Mischfinanzierung aus Spendenaufkommen, Sponsoringerträgen und Eigenmitteln des Patienten. Der finanzielle Anteil der Träger der Hospizinitiativen schwankt sehr stark und ist erheblich vom Vorhandensein und von den Leistungen gesetzlicher Sicherungssysteme in verschiedenen Staaten abhängig, er wird aber in der Regel über Spenden oder Sponsoring, in Ausnahmen auch aus Eigenmitteln aufgebracht. Jedem Finanzierungsmodell sollte dabei die Kalkulation von Tagessätzen oder Preisen für bestimmte Hospizleistungen zugrunde liegen.

Die Finanzierung beginnt nicht erst mit der Eröffnung des Hospizes, sondern sie sollte sehr langfristig geplant werden.

Hospizinitiativen werden in der Regel sehr langfristig konzeptionell geplant und sehr sorgfältig vorbereitet, so dass vor der Eröffnung eines stationären Hospizes mehrere Jahre harter Arbeit liegen. Da auch bereits in dieser konzeptionellen Phase hohe Kosten anfallen können, ist die Frage nach der Finanzierung eine der wichtigsten Fragen und sie sollte auch ganz zu Beginn beantwortet werden.

Unsere Praxiserfahrungen zeigen, dass es ratsam ist, zuerst einen Hospizverein zu gründen. Dieser Verein hat vor allem zwei ganz wichtige Aufgaben:
1. die Unterstützung der konzeptionellen Entwicklung der Hospizidee,
2. der Aufbau eines professionellen Spendenmarketings zur finanziellen Absicherung des Konzeptes (Mitgliederwerbung, honorige Spender begeistern).

Gerade hier ist es wichtig, von Beginn an die Fragen nach einer kontinuierlichen Finanzierung aller Aktivitäten zu beantworten. Denn bevor Krankenkassen, Pflegekassen und Bewohner bzw. Patienten sich an der Mischfinanzierung beteiligen, ist in der Regel viel Geld aus Spenden und Sponsoring notwendig, um die konzeptionelle Vorbereitung zu finanzieren.
    Beachten sollten Sie auch, dass besonders im ersten Jahr nach der Eröffnung eines stationären Hospizes ganz erhebliche Anlaufkosten entstehen, die in der Regel nicht über die verhandelten Pflegesätze gedeckt sind bzw. die real notwendigen Preise je Pflegetag in die Höhe treiben.

Gründe für hohe Anlaufkosten können sein:
– die geplante vorauskalkulierte Belegung des Hauses wird noch nicht erreicht
– das eingeplante Personal ist vom ersten Tag an fest angestellt
– das Personal muss noch eingearbeitet werden
– die Führungsperson muss ihre Fachkompetenz in Führung

und Betriebswirtschaftslehre durch Fortbildungen verbessern

- die im Tagessatz kalkulierten Sachmittel reichen nicht aus
- die Lohnabrechnung wird selbst gemacht und ist sehr kostenintensiv
- der Tagesablauf (Personal, Wirtschaft & Versorgung) ist nicht wirtschaftlich geplant worden
- es werden alle anfallenden Leistungen, auch Hausreinigung und Speisenversorgung von examinierten Pflegekräften übernommen
- es werden keine Dienstleistungen im Rahmen von Kooperationen erbracht.

Diese Faktoren führen bei vielen Projekten in der Praxis dazu, dass die geplanten Kosten in den ersten Monaten weit überzogen werden. Deshalb ist es hier notwendig, langfristig die Finanzierung aus Spenden einzuplanen.

Grundsätzlich gibt es für Hospizinitiativen folgende Finanzierungsquellen:
a) Krankenkassen für Leistungen der palliativ-medizinischen Behandlungspflege
b) Pflegekassen für Leistungen der palliativspezifischen Grundpflege
c) Patient oder Bewohner für die Unterkunft und Verpflegung
d) Spenden für psychosoziale und spirituelle Begleitungen
e) Sponsoring für bisher nicht gedeckte Leistungen und Investitionen
f) Eigenmittel der Träger für nicht gedeckte Leistungen der vier Leistungsbereiche und um soziale Härten auszugleichen
g) Sozialleistungsträger für Patienten, welche den Eigenanteil nicht aufbringen können.

Die Nutzung dieser Finanzierungsquellen hängt in hohem Maße von der Ausgestaltung der gesetzlichen Rahmenbedingungen und der Leistungsfähigkeit der gesetzlichen Sozialversicherungssysteme in den einzelnen Ländern ab.

Wie können Finanzierungen jetzt im konkreten Einzelfall aussehen? Beispielhaft soll dazu die Mischfinanzierung in einem stationären Hospiz in Deutschland dargestellt werden. Dabei ist zu beachten, dass die Kalkulationsmethodik unabhängig von den Sozialsystemen auch auf andere Länder zu übertragen ist, variabel ist dabei lediglich das finanzielle Engagement der Patienten, der Träger und der Kranken- und Pflegekassen.

Beispiel Deutschland (Angaben in Euro).
In Anlehnung an den § 39 a SGB V sind stationäre Hospizleistungen in Deutschland zu einem großen Teil durch die sozialen Sicherungssysteme finanziert. Im Einzelfall wirken an der Finanzierung mit:
– die Krankenkassen übernehmen Leistungen der palliativ-medizinischen Behandlungspflege und der psychosozialen Begleitung bis zu maximal 135,– Euro täglich
– die Pflegekassen übernehmen im Falle der Einstufung in eine Pflegestufe entsprechend der im Pflegversicherungsgesetz festgelegten Höchstsätze Leistungen der hospizspezifischen Behandlungspflege, z. B. Pflegestufe II monatlich (ca. 45,– Euro täglich)
– der Träger des Hospizes übernimmt 10 Prozent der Kosten des kalkulierten und verhandelten Pflegesatzes und finanziert dies über Spenden
– der Patient übernimmt die Kosten für Unterkunft und Verpflegung und eventuelle Restbeträge, welche durch die Kassen nicht finanziert werden
– der Sozialleistungsträger tritt für den Patienten ein, wenn dieser den Eigenanteil nicht aufbringen kann und kein Vermögen vorhanden ist.

Nun noch ein praxisrelevantes fiktives Zahlenbeispiel, um den Vorgang zu verdeutlichen:

1. Der Tagessatz für palliativ-medizinische Behandlungspflege, für hospizspezifische Grundpflege, für psychosoziale

und spirituelle Begleitung ist kalkuliert und mit den Kassen verhandelt, er beträgt 190,– Euro täglich.

2. Der Tagessatz für Unterkunft und Verpflegung ist ebenfalls kalkuliert und mit den Kassen verhandelt und beträgt 30,– Euro täglich.

3. Der Gesamttagessatz beträgt   220,– Euro
   - 10% Eigenanteil Hospiz   22,– Euro
   - Krankenkassenanteil   135,– Euro
   - Pflegekasse Stufe II tägl.   45,– Euro
   - Eigenanteil Patient   18,– Euro

4. Zusätzlich ist noch ein Tagessatz für Investitionen kalkuliert worden. Er beträgt in unserem Fall 13,– Euro. Diesen investiven Tagessatz kann der Hospizträger dem Patienten in Rechnung stellen, es besteht aber auch die Möglichkeit ihn über Spenden oder Sponsoring zu finanzieren.

Durch diese Mischfinanzierung unter Beteiligung der Krankenkasse, der Pflegekasse, des Hospizträgers und des Patienten ist es möglich, stationäre Hospizarbeit langfristig auch wirtschaftlich zu sichern. Unter Berücksichtigung einer durchschnittlichen Verweildauer von 20 Tagen im Hospiz ist auch die finanzielle Belastung für den Hospizpatienten akzeptabel. In sozialen Härtefällen übernimmt der Sozialleistungsträger den Patientenanteil.

Praxisrelevantes fiktives Zahlenbeispiel ohne die Einbindung von Sozialleistungsträgern:

1. Der Tagessatz für palliativ-medizinische Behandlungspflege, für hospizspezifische Grundpflege, für psychosoziale und spirituelle Begleitung ist von der Hospizleitung nach dem Kalkulationsmodell (vgl. S. 92/93) kalkuliert worden. Eine Verhandlung mit Krankenkassen ist nicht notwendig, da diese nicht leisten. Der Tagessatz beträgt 190,– Euro täglich.

2. Der Tagessatz für Unterkunft und Verpflegung ist ebenfalls von der Hospizleitung kalkuliert worden, er beträgt 30,– Euro täglich.

3. Der Gesamttagessatz beträgt 220,– Euro täglich
- Zuschuss des Trägers aus Spendenaufkommen 30,– Euro je Belegungstag
- Zuschuss des Trägers aus einem Sponsoring-Projekt 20,– Euro je Belegungstag
- Eigenanteil des Hospizpatienten 170,– Euro je Belegungstag
4. Der kalkulierte Tagessatz für Investitionen in Höhe von 13,– Euro je Belegungstag wird durch ein weiteres Sponsoring-Projekt des Hospizträgers finanziert.

In diesem Fall ist die Höhe der von den Patienten zu zahlenden Tagessätze vom Spendenmarketing und von den vorhandenen Sponsoringverträgen des Hospizträgers abhängig. Mit Sicherheit gibt es hier territorial sehr stark schwankend eine große Bandbreite von Möglichkeiten. Im Extremfall wird der Patient die gesamten Kosten in Höhe von 233,– Euro täglich selber aufbringen müssen, in günstigeren Fällen (höheres Spendenaufkommen und höhere Sponsoringerträge des Trägers) wird sich die Zuzahlung des Patienten deutlich verringern, z.B. 25,– bis 100,– Euro täglich.

Im Rahmen der ambulanten Hospizarbeit werden zur Zeit in Deutschland die Leistungen der Grundpflege im Rahmen der Höchstsätze je Pflegestufe des Pflegeversicherungsgesetzes und die Leistungen der medizinischen Behandlungspflege im Rahmen der Vergütungssätze durch die Krankenkassen finanziert. Da jedoch das hospizspezifische Leistungsprogramm mit hospizspezifischer Grundpflege, palliativ-medizinischer Behandlungspflege, psychosozialer und spiritueller Begleitung weit über den von den Kassen finanzierten Rahmen hinausgeht, ist im Moment ambulante Hospizarbeit in der Regel nur mit Hilfe von Spendenfinanzierung oder Sponsoring möglich. In Ländern ohne eine Beteiligung der Kranken- und Pflegekassen an der ambulanten Hospizfinanzierung sollten leistungsgerechte Preise kalkuliert und den Patienten direkt in Rechnung gestellt werden. Auch hier wird noch einmal die herausragende Rolle von Spendenmarketing und Sponsoring deutlich; dadurch ist es auch im ambulanten Bereich möglich, den Finanzierungsanteil der Patienten deutlich zu reduzieren.

Die Spendenfinanzierung von Hospizinitiativen ist heute und auch zukünftig ein wichtiges Standbein im Rahmen der Gesamtfinanzierung. Dabei fallen gerade in der konzeptionellen Phase der Erarbeitung und Weiterentwicklung des Hospizkonzeptes und in der praktischen Anlaufphase erhebliche Kosten an, die in der Regel nur durch Spenden finanziert werden können.

Das effektive Sammeln von Spenden ist also eine der wichtigen Aufgaben für alle Beteiligten von der Gründung der Hospizinitiative bis hin zur Verwirklichung der Ideen in konkreten ambulanten, teilstationären und stationären Hospizprojekten. Es kommt bereits in der Anfangsphase darauf an, Spenden nicht nur sporadisch einzusammeln, sondern ein klar definiertes, zielgerichtetes Spendenmarketing unter Mitwirkung aller engagierten und interessierten Personen aus dem Einzugsgebiet zu installieren.

Mögliche Aktivitäten im Rahmen des Spendenmarketing können sein:
● Gründung eines Hospizvereins als Förderverein der Hospizinitiative
● die für die konzeptionelle Entwicklung zuständigen Personen organisieren Veranstaltungen und entwickeln die Öffentlichkeitsarbeit gezielt weiter
– Tag der offenen Tür
– Hospizkonzept in der Presse vorstellen
– Impulstage unter Einbeziehung der Bevölkerung veranstalten
● das Hospizteam gezielt zur Eigeninitiative und zu kreativen Ideen motivieren
● Kirchengemeinden und Selbsthilfegruppen gezielt einbeziehen.

Dabei ist es wichtig die konkreten Aktivitäten im Rahmen des Spendenmarketing individuell vor Ort mit den Beteiligten abzustimmen und die territorialen und demographischen Besonderheiten zu beachten. Das Spendenmarketing für eine neue Hospizinitiative muss Spaß machen, und die beteiligten Personen sollten Freude empfinden und diese Arbeit gern erledigen. In der Regel sind es Ehrenamtliche, die diesen wertvollen und wichtigen Dienst tun.

Eine weitere, auch zukünftig sehr wichtige Finanzierungsquelle ist das Sponsoring. Hier handelt es sich im Gegensatz zum Spendenmarketing um ein Geschäft zwischen der Leistung des Sponsors und der Gegenleistung der geförderten Einrichtung oder Organisation.

Unter Sponsoring verstehen wir die Gewährung von Geld oder geldwerten Leistungen durch Wirtschaftsunternehmen zur Förderung von Organisationen in kulturellen, sportlichen, sozialen und kirchlichen Bereichen. In diesen Bereich der gesponserten Organisationen und Einrichtungen würde auch das ambulante, das teilstationäre und das stationäre Hospiz fallen. Das Sponsoring unterscheidet sich deutlich von Spendenaktionen, weil in der Regel die Leistungen des Sponsors und die Gegenleistungen der Hospizinitiative vertraglich vereinbart werden. Sponsoring ist ein Geschäft, wo Leistung und Gegenleistung sowie die gegenseitige Maximierung des Nutzens im Mittelpunkt stehen. Obwohl das Social-Sponsoring im deutschsprachigen Raum noch in den Kinderschuhen steckt, wird es für die Finanzierung künftiger Hospizprojekte eine wichtige Rolle spielen. Besonders in Ländern, wo die Leistungen der gesetzlichen Sicherungssysteme im Leistungsbereich des stationären und ambulanten Hospizes nicht greifen ist Social-Sponsoring bereits heute eine der wichtigsten Finanzierungsquellen.

Nicht mehr Geld ausgeben als einnehmen

So wie in jedem privaten Haushalt die Einkommen langfrsitig ausreichend sein müssen, um die täglich anfallenden Kosten zu decken, so ist es auch bei jeder Hospizinitiative wichtig, den folgenden wirtschaftlichen Zusammenhang von Beginn an zu berücksichtigen:

Erlöse aus Leistungen – Kosten der Leistungserstellung = Gewinn oder Verlust

Dies bedeutet, wir können auch in der Hospizinitiative langfristig nicht mehr Geld ausgeben als wir durch erstellte Leistungen, Spenden oder Sponsoring eingenommen haben. Es ist notwendig, die tägliche Arbeit im Hospiz nun auf Wirtschaftlichkeit zu betrachten. Dauernde Verluste gefährden in der Regel die Existenz der gesamten Hospizinitiative, deshalb wird hier die Frage nach der Wirtschaftlichkeit zur zentralen Aufgabe.

Dazu ist es einerseits wichtig mit einigen Kennziffern zu arbeiten und andererseits ist es wichtig die geplanten Erlöse und Kosten mit den tatsächlich eingetretenen Erlösen und Kosten bezogen auf eine Zeiteinheit (Monat, Quartal, Jahr) ständig zu vergleichen und aus diesem Vergleich die notwendigen Konsequenzen zu ziehen. Diese Arbeit mit Zahlen und Kennziffern ist auch bereits zu Beginn einer Initiative unerlässlich, dies sollte uns aber nicht entmutigen. Diese Arbeiten können auch von externen Fachleuten (Steuerberater, Rechnungswesen des Altenheimes oder des Krankenhauses) erledigt werden. Wichtig ist jedoch, dass die Hospizleitung die Zusammenhänge dieser Zahlen und Kennziffern versteht und Handlungsschritte daraus ableiten kann.

In stationären Hospizen sollten folgende Kennziffern in einen monatlichen, quartalsweisen und jährlichen Soll/Ist-Vergleich einbezogen werden:

- die Einhaltung der vereinbarten und den Pflegesätzen zugrunde liegende *Fallzahl*
- der *Nutzungsgrad* der vorhandenen und verhandelten Hospizplätze (Planbetten)
- die durchschnittliche *Verweildauer* der Bewohner oder Gäste im stationären Hospiz
- die Einhaltung der vereinbarten und den Pflegesätzen zugrunde liegenden *Pflegetage*
- die Einhaltung der vorauskalkulierten *Sachkosten* (Soll/Ist-Vergleich)
- die Einhaltung der vorauskalkulierten *Personalkosten* (Soll/Ist-Vergleich)
- die Einhaltung der vorauskalkulierten *Erlöse*
- Ist Erlöse – Ist Kosten (Personal- und Sachkosten) = Gewinn oder Verlust.

In einer monatlichen Gewinn- und Verlustrechnung lässt sich die Erlös- und Kostenentwicklung zeitnah und übersichtlich darstellen. Diese bietet dann die Grundlage der praxisorientierten Führung durch die Hospizleitung. Voraussetzung ist hier eine EDV-gestützte zeitnahe und transparente Buchführung.

Bei Einnahmen in den Bereichen Spenden und Sponsoring sollten natürlich auch in diesen Bereichen die geplanten Soll-Größen den Ist-Größen gegenübergestellt werden. Dies empfiehlt sich insbesondere im Rahmen eines professionellen Spendenmarketings mit Zielorientierung. Z. B.:
- Spenden aus Tag der offenen Tür Soll/Ist-Vergleich
- Spendenaufkommen monatl. Soll/Ist-Vergleich
- zweckgebundene Spenden Soll/Ist-Vergleich

Diese Kennziffern können unabhängig vom Finanzierungssystem, unabhängig davon, ob sich Kranken- und Pflegekassen an der Finanzierung beteiligen oder ob der Patient die gesamten Kosten selber tragen muss, zur Steuerung der betriebsinternen Prozesse verwendet werden.

Von diesen Kennziffern und Statistiken wird der Patient, der Bewohner oder Gast nicht berührt, sie sind lediglich die notwendigen Instrumente um das Hospiz wirtschaftlich zu führen und auch langfristig wirtschaftlich zu sichern und um die ganzheitlichen Hospizleistungen auch weiterhin in hoher Qualität herstellen zu können.

5.
Befähigung, Ermutigung und Unterstützung für Helfende

(von Monika Müller)

Allgemeiner Qualifizierungsbedarf

Das Herzstück einer jeden Hospizarbeit sind neben aller vorhandenen und dringend benötigten hauptamtlichen Kompetenz die freiwilligen Helferinnen und Helfer, die ohne finanziellen Lohn ihren sterbenden Mitmenschen, den Angehörigen und Freunden beistehen. Ehrenamtliche Tätigkeit ist aber nicht gleichzusetzen mit nicht-qualifizierter Tätigkeit. Zum einen bringen die Frauen und Männer, die sich dieser Aufgabe stellen, schon ein beachtliches Maß an Qualifizierung durch ihr er- und gelebtes Leben mit. Sehr häufig sind es Menschen, die durch persönliche tiefe Leiderfahrung geprägt und gereift sind. Sie haben am eigenen Leib und der eigenen Seele erfahren müssen, was es bedeutet, allein gelassen zu sein bei Fragen um Krankheit, Tod und Trauer, vielleicht aber auch, wieviel Kraft einem Menschen zuwachsen kann, wenn er den mühsamen Weg der Betreuung, der Begleitung, der Auseinandersetzung und des Standhaltens beschreitet.
Gleichzeitig kennen sie nur diesen einen, sehr subjektiv geprägten Ausschnitt einer Sterbe- und Trauererfahrung.

- Empfinden andere ähnlich wie ich?
- Tut ihnen das Gleiche gut wie mir? Sind sie über das Gleiche verletzt?
- Was antworte ich auf Fragen?
- Wie schütze ich mich vor allzu großer Nähe?
- Wie verhindere ich, dass mich das Mitleid nicht wegschwemmt?

Und vieles mehr sind Fragen, die freiwillige Helferinnen vor und während ihrer Tätigkeit immer wieder beschäftigen. Sie benötigen eine Vorbereitung, die im Hospizkontext Befähigung und Ermutigung genannt wird, nicht etwa Ausbildung. Auch benötigen sie später während ihres Dienstes ständige Praxisbegleitung.

Eine „Ausbildung" würde dazu führen, den ehrenamtlich Tätigen ihren Laienstatus zu nehmen; sie würden dadurch zu dem, was sie weder sein wollen noch sollen: zu professionalisierten „Hilfs-Helferinnen". Genau das aber soll vermieden werden. Ihre Kompetenz bleibt die Kompetenz von Laien. Ihr Selbstverständnis ziehen sie gerade aus dieser Tatsache. Sie entstammen dem Gemeinwesen, der Gemeinschaft der Mitmenschen um die Gruppe der jetzt Betroffenen. „Sie repräsentieren Alltag, Alltäglichkeit. Sie setzen durch ihre Anwesenheit ein Signal der Hoffnung. Sie zeigen, wie Sterben wieder innerhalb des Gemeinwesens stattfinden kann als Prozess, der Öffentlichkeit in dem Maße zulässt, in dem der Sterbende selbst und seine Angehörigen dies wünschen".[1] Eine vorbereitende und/oder begleitende Befähigungs- und Ermutigungsphase für den Einsatz trägt diesem Gedanken Rechnung.

Intuition, *Herzensbildung*, Mitmenschlichkeit, *Fähigkeit zu Mitgefühl* sind Werte, die auch kaum durch eine sogenannte Schulung zu erreichen wären und die die an der ehrenamtlichen Mitarbeit Interessierte bereits mitbringt. Dennoch müssen auch diese Werte im praktischen Tun immer wieder überprüft und mit den *spezifischen Fertigkeiten* (Gespräch führen, pflegerische und pflegenahe Hilfsarbeiten ausführen etc.) verbunden werden. Dieser Teil bedarf, wie später ausgeführt wird, einer vorbereitenden und *praxisbegleitenden Qualifizierung*.

Dass im Übrigen keine Regelungen darüber existieren, dass ehrenamtliche Tätige in besonders schwierigen Einsatzfeldern, z. B. bei der Betreuung Schwerkranker, sterbender, trauernder

[1] Johann-Christoph Student (Hrsg.), Das Hospiz-Buch, Freiburg 1989

Menschen einer Vorbereitung bedürfen bzw. ein Recht darauf haben, ist insofern problematisch, als hier *seitens der helfenden Person* wie *seitens der betreuten Person* ein erheblicher *Schutzbedarf* besteht. Man wird sich die Frage stellen müssen, ob freiwillige Helferinnen im Hospizbereich nicht einen Anspruch auf Qualifikation haben müssen. Gerade in der *Abgrenzung zu privatem* Tun ist die ehrenamtlich Tätige im Hospizbereich *im Auftrag einer Organisation* tätig. Sie ist Teil eines Betreuungssystems und -teams. Diesem schuldet sie Rechenschaft über die einzelnen Handlungsschritte der Begleitung innerhalb des gesteckten Behandlung- und Betreuungsrahmens. Auch erfordert das Aufgabenfeld eine besondere Sensivität und Absicherung zum Schutz aller beteiligten Personen. *Mögliche Handlungsfehler* der betreuenden Personen sind kaum, wenn überhaupt zeitlich möglich, zu berichten; der körperliche und seelische Zustand der sterbenden Patienten sowie ihrer Angehörigen und Freunde erlaubt häufig kein Wehren gegen mögliche, meist nicht beabsichtigte Übergriffe. Gerade die Ehrenamtlichen, die mit ihrer Tätigkeit nicht nur altruistische Zwecke, sondern auch *eigene Sinngebung* verfolgen, legen besonderen Wert auf entsprechende Qualifizierung und haben ihren *persönlichkeitsbildenden Aspekt* erkannt.

Besondere Qualifizierungsangebote für die unterschiedlichen Dienste und Leistungen

Der Tätigkeitsbereich und der Einsatz ehrenamtlicher Mitarbeiterinnen in der Hospizbewegung und Palliativmedizin sind derzeit noch sehr unterschiedlich. Dies wirkt sich auch auf die Vorstellungen der Anstellungsträger über die *Vorbereitung und Fortbildung* ehrenamtlicher Mitarbeiterinnen aus. Die Ansätze reichen von einem einjährigen und manchmal darüber hinausgehenden festen Befähigungsprogramm über ein lockeres Angebot vereinzelter Fortbildungsveranstaltungen bis hin zu der Vorstellung, dass die ehrenamtliche Hospizarbeit aus der Intuition und Herzensbildung allein geleistet werden könne und keiner Qualifizierung bedürfe.

Um einen Themen- und Lernzielkatalog für die institutionseigene Fortbildung ehrenamtlicher Mitarbeiterinnen aufstellen zu können, ist es notwendig, die jeweils vor Ort gegebenen *Aufgabenfelder* ehrenamtlicher Mitarbeiterinnen zu beleuchten und ihren *Stellenwert im multidisziplinären* Team zu verdeutlichen.

Für die Bedeutung ehrenamtlicher Tätigkeit innerhalb eines multidisziplinären Teams gilt allgemein:
– Ehrenamtliche Mitarbeit ist *kein Notstopfen* für finanzielle und personelle Lücken, sondern hat ihren eigenen *festumrissenen Aufgabenbereich*.
– Ehrenamtliche Mitarbeit schlägt die Brücke von ausgesonderter Professionalität zu *gesellschaftlicher Erneuerung*.
– Ehrenamtliche Mitarbeit ist ein ergänzender Dienst des hospizlichen und palliativmedizinischen Angebotes.
– Ehrenamtliche Mitarbeiterinnen sind *keine Laienschwestern*, Seelsorgerinnen oder Laiensozialarbeiterinnen.

Die Tätigkeiten der ehrenamtlich Mitarbeitenden finden statt im gesamten Bogen der Hilfestellung der *lebenspraktischen Alltagsunterstützung* über die Entlastungsangebote an die Angehörigen bis hin zu freundschaftsähnlicher Begleitung und tiefer zwischenmenschlichen Solidaritätsbekundung. Genau dieser Spannungsbogen psychosozialer *Angebote* sowie die unterschiedlichen Schwerpunkte der jeweiligen Dienste bekräftigen die Forderung, dass ein Dienst für seine ehrenamtlichen Mitarbeiterinnen ein eigenes, auf die spezifischen Bereiche und Anforderungen *zugeschnittenes* Qualifizierungsprogramm vorhalten muss. Dennoch gelten allgemeingültige Grundsätze und Hinweise, die es bei der Konzipierung solcher Fortbildungsangebote und Gewichtung der Inhalte zu beachten gilt.

Selbsterfahrung und Biographiearbeit

In allen bisher vorhandenen Konzepten zur Befähigung Ehrenamtlicher in der Sterbebegleitung spielen die *Selbsterfahrung*
und *biographische Arbeit* eine große Rolle. Lebensereignisse,
die mit Verlust, Sterben und Trauer zusammenhängen, werden ausführlich angesehen und die damit verbundenen *Bewäl-
tigungskonzepte* abgeleitet. Es hat sich erwiesen, dass die fort-
führende Bildungsarbeit zu diesem Thema nicht erfolgen
kann, wenn der Darstellung eigener Erlebnisse und Erfahrungen der Teilnehmerinnen sowie der Erfahrung und dem Vergleich mit fremden entsprechenden Erlebnissen nicht ein ausreichend großer Raum zur Verfügung gestellt wird. Schlechte
Erfahrungen mit Institutionen, *eigene Schuldgefühle*, Fragen
zu Verhaltensweisen, *Ängste und Hoffnungen* wollen ausgesprochen und reflektiert sein, sonst schieben sie sich immer
wieder in die Beschäftigung mit allen anderen Teilthemen,
brechen sich assoziativ Bahn und können dann an unpassen-
der Stelle eher *blockierend* wirken.

In einer Fortbildungsveranstaltung berichtet eine freie Hos-
pizmitarbeiterin von ihrer alleinstehenden, durchaus hilfsbe-
reiten Nachbarin, die sie aber weder zum Zuhören ihrer Tä-
tigkeitsbeschreibung im Hospiz geschweige denn zu unter-
stützenden Besuchen im Krankenhaus motivieren könne. Bei
diesem Thema gehe bei ihrer Nachbarin jeweils das ‚Rollo‘
herunter. Auf Nachfragen der Gruppe stellt sich heraus, dass
diese Nachbarin vor vier Jahren im Krankenhaus des Ortes
ihren Partner nach langer und bedrückender Krankheitszeit
verloren hat und ihr während dieser Zeit von dort keinerlei
Unterstützung gewährt wurde. Seit dieser Zeit könne die den
Geruch in einem Krankenhaus nicht ertragen, spreche aber
auch nie über ihre dortige Erfahrung.

Ebenso wie in diesem Fall konkreter Umsetzung kann es
vielen Bewerberinnen um ehrenamtliche Mitarbeit in einem
Qualifizierungsseminar ergehen. Bilder zu den *Themen Ster-*

ben, *Tod und Trauer* erweisen sich als besetzt und blockieren unbearbeitet den Zugang zu anderen oder weiterführenden Themen.

Noch ein weiterer Punkt bestätigt die Wichtigkeit von Selbsterfahrungseinheiten zu persönlichen Verlust- und Todeserlebnissen. Mit jedem dieser Erleben ist häufig ein Wunsch verbunden, daraus für die *eigene Sterbestunde* oder Trauerzeit zu lernen, entweder genauso sterben zu können, wie es derjenige Mensch in dieser Erfahrung tat, oder auch gänzlich anders, unter anderen Umständen. Jeder so erfahrene Sterbevorgang trägt zur Entwicklung *des eigenen Sterbekonzeptes* bei. Mit jedem Sterben eines anderen entwickelt die Beteiligte Wünsche und Vorstellungen, wie es mit ihrem eigenen Sterben einmal bestellt sein sollte.

„Während er seinen Bruder so betrachtete, wie er gänzlich allein, im Stich gelassen von allen, diese Welt zu verlassen sich anließ, wurde ihm klar, dass er keinesfalls und unter keinen Umständen dereinst gehen wolle wie jener nun im Begriff zu tun war..."[2]

Problematisch bei den eigenen Sterbekonzepten ist lediglich die *Gefahr der Übertragung.*

Als ich während meiner Studienzeit in der Bonner Universitätsklinik durch Semesterferienjobs etwas Geld verdiente, geriet ich unvorhergesehener Weise an die Begleitung eines alten Patienten, der noch vom Sterbebett aus als Despot seine Familie regierte und alle Familienmitglieder von Besuchen bei ihm vergrault hatte. Ich sah die Gefahr eines einsamen Sterbens, wie es mir für mich selbst unvorstellbar erschien, und unternahm Versuche zur Versöhnung. Der alte Herr erkannte meine Anstrengungen und war Gott sei Dank noch nicht schwach genug, sich zu wehren und auch mich darauf anzusprechen. „Kommen Sie nur nicht auf die Idee, meine Familie hier anzukarren, wenn ich ans Sterben gehe", sagte er, „ich

[2] Fjodor M. Dostojewski, Die Gebrüder Karamasow

will diesen Augenblick ganz allein und für mich zelebrieren".
Ich habe viel von ihm gelernt.

Von der Begleiterin wird erwartet, die *Lebenswelt des Patienten* zu betreten und ihn innerhalb des Rahmens dieser Welt zu begleiten; es geht nicht darum, Beratungsstrategien aus dem *eigenen Lebenszusammenhang* zu entwickeln, sondern die Möglichkeiten im Bezugs- und Wertesystem des Patienten zu kennen und auszuschöpfen, seine persönlichen Vorstellungen wahr- und anzunehmen und seiner Situation gemäß einsetzen zu können. So müssen deshalb die eigenen Lebensbezüge, Einstellungen, Haltungen, Werte für die Betreuerin in ihrem biographischen Bezug deutlich und bewusst sein, damit sie mit einer ausreichenden Trennschärfe für das Eigene und das Fremde dem Patienten begegnen kann, ohne ihn im *Spiel der Übertragungen* und *Gegenübertragungen* in Richtungen zu drägen, die mehr im Bezugssystem der Betreuerin als dem des Patienten liegen.

Motivation, Helferpersönlichkeit und Zielbestimmung

Die Fragen nach der eigenen Motivation zum ehrenamtlichen Handeln und nach den Facetten der *eigenen Helferpersönlichkeit* sollten im Befähigungskonzept einen zentralen Raum einnehmen. Es ist wesentlich, gerade in diesem Bereich des Handelns sich *Rechenschaft über das eigene Tun* und die es leitenden Vorstellungen zu geben. Das heißt, sich die Frage zu stellen: „Was tue ich eigentlich, wem zu Gewinn tue ich es, wozu tue ich es und welche Vorstellungen bringe ich mit und übermittle ich?"

Wenn diese intensive und möglichst *dauernde Reflektion* fehlt, besteht die Gefahr sowohl der Be- statt Entlastung des Patienten wie auch des eigenen Ausbrennens in der so begeistert begonnenen Tätigkeit. Im Laufe einer Begleitung kann es dann geschehen, dass die Begleiterin zum Opfer ihrer eigenen Anstrengungen wird und sich traurig und ausgenutzt fühlt.

Ein schwerkranker Mann klagt der ehrenamtlichen Begleiterin, dass ihn die Angehörigen zur Urlaubszeit in ein Pflegeheim bringen wollen. Die Ehrenamtliche macht sich in einer überschießenden Reaktion zur Anwältin des Patienten, anstatt ihn zu unterstützen und zu vertrauen, dass er seine Befindlichkeit der Familie gegenüber ausdrücken kann. Sie spricht ein deutliches, d. h. vorwurfsvolles Wort mit der Tochter. Die bricht, weil sie sich schon so lange in der Pflege überlastet fühlt und glaubt, man gönne ihr nun keinen Urlaub, in Tränen aus. Später greift der Patient die Begleiterin an, wie sie denn mit seiner Tochter geredet habe. Die Helferin erlebt sich als ungeliebtes Opfer, dem man nichts dankt.

Die nähere Erzählung und der Hinweis, dass sie doch ganz in ihrer Tätigkeit ‚aufgehe' und doch nur helfen wolle, dass der Mann gut sterben könne, machten deutlich, dass es sich bei dieser Mitarbeiterin möglicherweise um eine *problematische Helferpersönlichkeit* handelte, die sich ausschließlich über ihr Helfen definierte. Die Frage des *Beweggrundes zur Mitarbeit* hängt eng mit den heimlichen und offenen Zielbestimmungen in der Sterbebegleitung zusammen. Der Alltag der Begleitung von Sterbenden ist häufig von *sehr hohen Idealen* und nahezu idealisierten Leitbildern und Normen gekennzeichnet. Ein Ideal leitet besonders häufig die ehrenamtlichen Mitarbeitenden; ein Idealbild aber existiert nur in der Vorstellung und ist der Realität, dem wirklichen Erscheinen, zunächst nicht entsprechend.

Damit aus dem eigenen Antrieb zum Tun kein *Antreiber* für eine besondere oder vermeintlich besonders *gelungene Art des Sterbens* oder Trauerns wird, ist die intensive Auseinandersetzung mit diesem Thema unverzichtbar.

Haltung statt Technik

Vor Jahren lag ich für mehrere Wochen im Krankenhaus. Ich hatte das Glück, nicht in der Nähe der Türe, sondern direkt am Fenster zu liegen. Mit meiner Zimmernachbarin, einer 78-jährigen Frau, verstand ich mich sehr gut. Sie war aufgeschlossen, an allem und jedem interessiert, kannte aber auch für eine solche Situation das rechte Maß an Schweigen und Rückzug, um die krankheitsbedingte räumliche und gefühlsmäßige Intimität sich nicht als unerträglich nahe entwickeln zu lassen.

Eines Nachmittags bekamen wir den gut gemeinten Besuch einer sogenannten grünen Dame, die sich nach dem Befinden der Patienten erkundigen und fragen, ob sie kleine Hilfeleistungen oder Einkäufe übernehmen können. Nach den ersten Worten, die sie mit meiner Mitbewohnerin wechselte, merkte ich sofort, dass diese ehrenamtliche Mitarbeiterin offenbar sehr viel an Ausbildung absolviert hatte, die Inhalte dieser Qualifizierung aber weder in die alltägliche Kommunikation mit den Patienten zu transportieren verstand noch diese mit ihrer eigenen Spontanität und Natürlichkeit zu verbinden mochte.

„Wie geht es Ihnen?" fragte sie zum Beispiel.

„Ach, heute bin ich etwas müde", wurde willig erwidert.

„So, ich höre also, dass Sie müde sind", lautete darauf der Kommentar der Helferin. Von meiner Nachbarin kam keine weitere Antwort, denn das hatte sie ja gesagt, mehr war nicht hinzuzufügen.

„Sie haben ja ein schönes Zimmer mit reizvollem Ausblick", war der nächste Versuch, ins Gespräch zu kommen.

„Ja, aber das Wetter ist auch nicht gerade zum Aufmuntern geeignet", so meine Nachbarin, die offensichtlich von ihrer momentanen Lustlosigkeit und Verstimmung erzählen wollte.

Statt darauf einzugehen (mit zum Beispiel einer Aussage wie „Heute ist für Sie alles grau in grau" abwartende Hörbereitschaft zu signalisieren und deutlich zu machen, vom Grund der Verstimmung mehr mitbekommen zu wollen und diese Gefühle der Patientin aushalten zu können), fiel der besuchenden Dame leider wieder nur eine leere Spiegelungsfloskel ein, die das Gespräch nicht fließen ließ, sondern bald zum Verstummen brachte: „Ich kriege mit, dass Ihnen das Wetter nicht zusagt..."

Dem holprigen Gespräch lauschend fiel mir ein alter Witz ein, den der Gesprächstherapeut Carl Rogers seinen Kursteilnehmern als Negativbeispiel von aktivem Zuhören erzählte. Ein Mann fragt einen Fußgänger nach dem Weg zum Bahnhof. Dieser gibt zurück: „Bei mir kommt an, dass Sie wissen wollen, wie man zum Bahnhof kommt."

Dann beschloss ich mich umzudrehen und schlafend zu stellen, damit der Kelch eines solchen Gespräches an mir vorüberginge.

Diese ehrenamtlich Tätige hatte wohl mit allem ihr zur Verfügung stehenden guten Willen nur die Technik einer Form von Gesprächsführung auswendig gelernt, ohne die Möglichkeit zu haben, die innere Grundhaltung, die Voraussetzung für ein gelingendes Gespräch ist, zu verinnerlichen. So blieb nur das hölzern wirkende Gerüst übrig, die zur Kontaktaufnahme nötige echte Anteilnahme und Fähigkeit der Erwärmung für den jeweils anderen und der Einstimmung in seine Situation aber waren nicht vorhanden.

Aus den vorher genannten Gründen wird deutlich, dass es in einem Befähigungskonzept in erster Linie um das *Erlangen bzw. Wiedererlangen einer Haltung* gehen muss, anstatt um das vordergründige *Vermitteln von Techniken*. Bei letzterem bliebe der Kranke Objekt und die Betreuerin in der Distanz derer, die eine Methode handhabt, bei der sie selbst aber nicht beteiligt ist. Der Sterbende braucht keine Methode, er braucht einen *Menschen*, der in der wachsenden Isolierung seines Krankseins *mit ihm solidarisch* wird. Wenn ein Schwerstkranker von seiner Begleiterin sagt, sie verstehe ihn, dann meint er nicht, dass seine Situation vom anderen durchschaut und in irgendein psychologisches Koordinatensystem, Gesprächsführungsschema oder Phasenmodell eingeordnet wird.

Er meint vielmehr, dass die andere mit ihrem ganzen Wesen auf ihn eingehe und *Partnerin* geworden sei. Diese Haltung gilt es einzuüben, aus ihr lässt sich das entsprechende Handeln ableiten.

Aus der besonderen Gewichtung der Haltung versteht sich auch die besondere *Anforderung an die Kursleitung*. Eine dialogische Haltung, eine Achtung vor der Würde und Integrität des anderen, die Fähigkeit, zuzuhören sowie Gefühle anzusprechen und auszudrücken, Nähe und Distanz in angemessener Weise zu regulieren und den Gruppenmitgliedern mit Wärme und Unterstützung zu begegnen, sind *persönliche Eignungsvoraussetzungen* für den Leiter. Seine Haltung muss erfahrbar sein. Durch sein *Kommunikationsverhalten* wird er Modell für Beziehungsaufnahme, Kontakt, Auseinandersetzung, Zuwendung und Abgrenzung. So ist die Wahl der Kursleiterin von genauso großer Bedeutung wie die Zusammenstellung der Inhalte. Das eine darf nicht vom anderen getrennt gesehen werden, da nur beides zusammen den Lernerfolg hospizlichen Denkens und hospizlicher Haltung fördert.

Gesprächsführung

In der Hospizbewegung spielt der Begriff der Autonomie eine übergeordnete Rolle. Jedes therapeutische Bemühen um den sterbenden Menschen hat zum Ziel, ihn dabei zu unterstützen, seine letzte Lebenszeit so zu verbringen, wie es ihm gemäß ist, das heißt, wie es seiner Art, seinen Vorlieben, seinen Wünschen und Zielen, seinem Wesen und seinen Träumen entspricht. Er darf, wie es so einzig bei Rilke heißt, seinen „eignen Tod" sterben, der „aus jenem Leben geht, darin er Liebe hatte, Sinn und Not".[3]

[3] Rainer Maria Rilke, Die Gedichte, 9. Auflage, Frankfurt Insel Verlag 1997, S. 293

So muss gewährleistet sein, dass nichts und niemand den sterbenden Menschen beeinflusst oder veranlasst, ein ihm fremdes Sterben zu leben, auch nicht das Sterben, was sich vielleicht der Begleiter für sich selber wünscht, auch und vor allem nicht ein Sterben, was in der Hospizarbeit möglicherweise als Idealbild gesetzt wird. Der Mensch, dem unser Beistand gilt, darf kleinmütig, verzagt, heroisch, lieblos, tapfer, allein, behütet, aggressiv, unwahrhaftig, verzeihend, versöhnt, zärtlich, zugewandt, abgewandt, hoffnungsvoll und verzweifelt sterben; er darf in seinem letzten Lebensabschnitt so sehr er selber sein, wie es vielleicht nie zuvor möglich war. An dieser letzten Station seines Lebens gibt es keine Ansprüche und Anforderungen an sein Verhalten. Der Begleiter hat ihm darin, in seinem So-Sein, Beistand zu leisten.

Jede psychosoziale Intervention hat Ziele, jedes Helfen und Begleitung hat Ziele. Denn nur auf irgend etwas hin soll geholfen, betreut und begleitet werden. Wenn es stimmt, was immer wieder formuliert wird, dass nicht die eigenen Ziele des Helfenden, sondern die *Bedürfnisse und Ziele des sterbenden Menschen* sowie die seiner Angehörigen und Freunde im Mittelpunkt einer Sterbebegleitung stehen, so müssen diese bekannt sein bzw. herausgefunden werden. Gerade diese Betreuungszielgruppe steht aber unter enormem körperlichen und seelischen Stress, der eine Ausformulierung der Bedürfnisse erschwert oder sogar unmöglich macht.

Die innere persönliche Auseinandersetzung des Sterbenden mit dem anstehenden Verlust seiner Vergangenheit, seiner Gegenwart, seiner Zukunft, seines Körpers, 'seiner' Menschen, all seiner Funktionen und Fähigkeiten zeitigt nicht zu verallgemeinernde, *individuelle Bedürfnisse*, die erkannt werden wollen, bevor ihnen möglicherweise entsprochen wird.

Vor jedem Zielkonzept in der Betreuung steht das genaue *Hinschauen und Hinhören*.

Bitte eines sterbenden Menschen

Wenn ich dich bitte, mir zuzuhören
und du beginnst, mir Ratschläge zu geben,
dann hast du nicht getan,
worum ich dich gebeten habe.

Wenn ich dich bitte, mir zuzuhören
und du fängst an, mir zu sagen,
dass ich nicht so oder so fühlen soll,
dann trampelst du auf meinen Gefühlen herum.
.

Wenn ich dich bitte, mir zuzuhören
und du glaubst, du müsstest nun etwas unternehmen,
um mein Problem zu lösen,
dann machst du mich klein und schwach,
so seltsam das auch klingt.
.

Hör mir zu!
Alles, worum ich dich bitte
ist, dass du mir zuhörst.
Nichts sagst oder tust,
nur zuhörst!

Guter Rat ist billig.
Für eine Mark zehn Porto kann man ihn
von jedem Briefkasten-Onkel
aus den Zeitungen beziehen.

Ich kann alles für mich selber tun.
Ich bin nicht hilflos oder unfähig,
bloß weil ich sterbend bin und Angst habe.
Vielleicht bin ich mutlos oder zaudernd,
aber nicht klein, nicht hilflos.

Wenn du was tust,
was ich selber kann
oder selber für mich tun müsste,
dann trägst du zu meiner Unzulänglichkeit bei
und vergrößerst mein Leid.

Aber wenn du akzeptierst,
dass ich fühle, was ich fühle,
wie unpassend oder verrückt es auch sein mag,
dann kann ich aufhören,
Dich von der Richtigkeit meiner Gefühle überzeugen zu
müssen
und habe statt dessen Energie frei, herauszufinden,
was sich hinter meinen Gefühlen verbirgt.

Und wenn das klar ist,
sind meine Antworten auf meine Fragen
offensichtlich und deutlich.
Dann braucht es keinen Rat.

Bitte, höre mich und höre mir zu.
Und wenn du dann erzählen willst,
warte eine Minute.
Dann bist du an der Reihe
und ich werde dir zuhören...

An dem *Gebet* wird deutlich, wie sehr die *wache Aufmerk-samkeit* zu den vordringlichen Wünschen sterbender Menschen an ihre Begleiter gehört. Somit sollte es auch zu den vermittelbaren Lernzielen eines Befähigungskurses gehören. Die Verben merken und aufmerken sind von dem germanischen Substantiv marka = Zeichen abgeleitet und bedeuten demzufolge, die Zeichen und das Kenntlichgemachte zu beachten. Im Gegensatz zur ‚Mutmaßung' findet bei der ‚Aufmerksamkeit' keine Interpretation statt. Interpretationen könnten aber das Ende aller verbalen und nonverbalen Bedürfnisäußerungen sein. Dieser Gefahr vorzubeugen, macht *Wahrnehmungstraining* gerade in der Sterbebegleitung zum unverzichtbaren Bestandteil eines Vorbereitungskurses.

In unseren Fortbildungskursen sind die täglichen Wahrnehmungseinheiten bei den Teilnehmenden ebenso beliebt wie sie als anstrengend empfunden werden. Sie dienen der Entspannung zwischen kognitiven Einheiten, dem körperlichen Zurückkommen in Raum und Gruppe, sind aber auch wichtige selbständige Lerneinheiten, weil sie dazu dienen, die Unterscheidung zwischen der reinen Erscheinungsform eines Dinges sowie seiner Bewertung einzuüben. In der Regel läuft eine Wahrnehmungsübung so ab, dass die Gruppe angehalten wird, in einer bestimmten Reihenfolge durch ihre Sinnesorgane (visuell, auditiv, kinästhetisch) den Innenraum, die Gruppenteilnehmer, die Umwelt und sich selber wahrzunehmen. Im Anschluss wird sie gebeten, die Wahrnehmungseindrücke wiederzugeben, möglichst ohne eine Bewertung vorzunehmen. Teilweise gelingt dies nach Einübung recht gut und beschränkt sich auf die Beschreibung des Vorkommens („Ich sah draußen die verschiedenen Grüntöne der Bäume"), immer wieder aber geraten die Teilnehmer in Versuchung, das eben Wahrgenommene gegen andere oder frühere Erfahrungen abzugrenzen, Unterscheidungen und Urteile zu treffen, die immer weiter vom Konkreten weg und statt dessen in den Bereich des Abstrakten und Spekulativen führen („Ich habe den *wunderschönen* Klang einer *Kirchen*glocke gehört"). Mit der Zeit kommen sich die Teilnehmer selbst auf die Schliche und lachen bereits beim Aussprechen der vermuteten Herkunft eines Klanges oder der Einordnung eines Bildes in das persönliche Bewertungssystem. Wir gehen davon aus, dass mit fortschreitender Sensibilisierung in diesem Bereich die Begleiter immer feinfühliger werden in der Wahrnehmung und damit auch Für-wahr-Nehmung der ihnen anvertrauten Schwerstkranken.

Begleitung als Strukturierung von Gefühlen

Immer noch maßgeblich für die psychosoziale Betreuung Sterbender durch ehrenamtliche Mitarbeiterinnen ist das Wort und Bild der *Begleitung*. In der Musik bedeutet Begleitung die zweite Partie, die zur Unterstützung und Verstärkung eines Solisten gespielt wird. Der Effekt ist, dass sich die erste Partie klarer zu erkennen gibt und eine Konturierung erfährt. Dieser Hinweis aus dem musikalischen Bereich deute an, dass Begleitung *viel mehr ist als bloßes Da-Sein*. Natürlich gibt es zahlreiche Umstände, in dem die schlichte Anwesenheit beim Sterben und die so gezeigte Solidarität ausreichend sind für das Wohlgefühl und das Erleben, noch teilzuhaben am Leben und sozialen Umfeld. Wenn aber ein allgemeines Ziel der Sterbebegleitung ist, gemeinsam mit dem Betreuungsteam für Betroffene und Angehörige eine optimale Lebensqualität zu ermöglichen, so müssen dafür eindeutige, mit Kompetenz ausgeführte *Handlungslinien* geschaffen werden und verfügbar sein. Hierfür eignen sich im Besonderen strukturierende, d. h. formgebende Verfahren. Dabei geht es darum, dem Patienten behilflich zu sein, Gedanken und *Gefühle zum Ausdruck* zu bringen (immer vorausgesetzt, es ist dessen Bedürfnis, dies zu tun), nicht aber um Bearbeitung oder gar Deutung. Der zweite Teil bleibt einem psychotherapeutischen Prozess vorbehalten.

Durch das Mitteilen von Eindrücken und Gefühlen seitens des Patienten – hier gelten alle *verbalen Mitteilungen* sowie alle anderen kreativen Ausdrucksformen – und das ordnende Element durch die Betreuende wird ein Problem sicht- und greifbar und kann möglicherweise angegangen und bewältigt werden. Bewältigen heißt hier nicht ver-arbeiten, sondern meint die *Rückbesinnung auf patienteneigene Ressourcen* und ihr Einsatz in der Entwicklung von Umgangsstrategien bei einem Problem oder in einer Krise.

Auf einer Palliativstation äußert eine 69-jährige Patientin immer wieder, zunächst versteckt, später sehr offen, Todesangst. Die Gespräche mit der Begleiterin endeten immer wieder mit langen Phasen von Weinen und Kopfschütteln. Auf die Frage der Begleiterin, wie sie ihr helfen könne, sagte die Patientin immer, ihr sei nicht mehr zu helfen. Nachdem die Begleiterin diese Fragestellung in der Supervision eingebracht hatte, versuchte sie im Anschluss eine strukturierte Methode der Problemannäherung. Sie fokussierte die Angst im Gespräch innerhalb des Hier und Jetzt. Indem sie die Patientin anhielt, im Hier und Jetzt zu bleiben, von Moment zu Moment, von Gegenwart zu Gegenwart voranzuschreiten, wandelte sich die diffuse Todesangst zu einer konkreten Furcht, nämlich der, allein gelassen zu werden. Diese Furcht konnte besprochen und sowohl durch ein Versprechen wie auch durch vorausschauende Maßnahmen gemildert werden.

Solche strukturierenden Verfahren wie *Lebensbilanzierung, Ressourcenanalyse* und *Kanalisation von Trauer* gehören in das Repertoire einer kompetenten ehrenamtlichen Begleitung und sollten sowohl in einer Vorbereitungsphase als auch in der laufenden Praxisbegleitung vorgestellt und eingeübt werden.

Aufbau eines Befähigungsseminars

Die meisten Hospiz- und Palliativeinrichtungen in Deutschland haben sich der Empfehlung des Bundesministeriums für Arbeit und Sozialordnung[4] angeschlossen und das *Befähigungsseminar* in zwei Teile gegliedert:
- *Grundkurs* mit Schwerpunkt der *Bearbeitung eigener Erfahrungen*,
- *Aufbaukurs* mit dem Schwerpunkt der Vermittlung und Vertiefung von *Kenntnissen und Fertigkeiten* für die praktische Arbeit.

[4] Empfehlungen für Vorbereitungskurse von Hospizhelfern. Hrg. Arbeitsgemeinschaft zur Förderung der Hospizbewegung in der BRD beim Bundesminister für Arbeit und Sozialordnung, 1995.

Das Gesamtseminar umfasst ca. 130 bis 140 Unterrichtsstunden zu 45 Minuten. Seine Themen und ihre Gewichtung könnten sich wie folgt zusammensetzen:

Themen des **Grundseminars**
1. Eigene Biographie
a) persönliche Erlebnisse
b) Gefühlswelten   a + b   = 8 Stunden
c) gesellschaftliche und religiöse Muster   = 3 Stunden
d) Ängste und Hoffnungen   = 3 Stunden
e) Glaubensbilder   = 3 Stunden
f) Einführung in die Sprache von Bildern
   und Symbolen   = 3 Stunden

2. Trauer(-arbeit)
g) Trennung und Verlust bei Patient und
   Angehörigen/Freunden   = 3 Stunden
h) Trauerabläufe (Phasen und damit
   verbundene Traueraufgaben)   = 3 Stunden
i) Integratives Trauermodell
j) Sterben lernen heißt leben lernen   c + d   = 8 Stunden

3. Wahrnehmung und Kommunikation
k) Wahrnehmung   a + d   = 8 Stunden
l) Akzeptanz   = 3 Stunden
m) Fühlen und Sich-leiten-Lassen   = 3 Stunden
n) Körpersprache
o) Aktives Hinschauen   = 3 Stunden
p) Aktives Zuhören   = 3 Stunden
q) Andere Formen der Gesprächsführung   = 6 Stunden

Themen des **Aufbauseminars**:
1. Hospiz – ein besonderes Konzept von Pflege
   und Betreuung
– Die Hospizbewegung   = 3 Stunden
– Schmerztherapie und Symptomkontrolle   = 3 Stunden

– Palliative Care und Hospizpflege	= 8 Stunden
– Krankheitsbilder	= 3 Stunden

2. Umgang mit Sterbenden
– Vertiefung der Gesprächsführung	= 8 Stunden
– Andere Fertigkeiten	= 3 Stunden

3. Die Tätigkeit im Dienst des Hospizes
– Arbeit im interdisziplinären Team	= 3 Stunden
– Selbstverständnis des Ehrenamtes	= 3 Stunden
– Rechts- und Versicherungsfragen	= 3 Stunden

4. Die Helferpersönlichkeit

Viele Fortbildungsmodelle halten ein Prüf- oder Zulassungsgespräch zum Einsatz im Hospizdienst für wenig partnerschaftlich und etwas fragwürdig. Sinnvoller erscheint das Auseinandersetzen mit eigenen Belastungen und Grenzen *innerhalb* des Kurses. Den Mitarbeitenden werden Selbsteinstufungsübungen an die Hand gegeben, damit die Verantwortung für den Handlungsbereich erkannt und auch immer wieder allein überprüft werden kann. Mit Hilfe der anderen Teilnehmenden und der Kursleitung erkennen sie ihre Motivation, offene oder versteckte Ziele und den Stand ihrer Auseinandersetzung mit dem Thema.

5.
– Nehmen und Geben	a – d	= 8 Stunden
– Rollen		
– Grenzen		
– Burn-out		
– Psychohygiene		= 6 Stunden

Natürlich ist ein solches Raster immer nur eine Empfehlung und ein Hilfsgerüst, an dem sich ein Hospizdienst orientieren kann. Es gilt, die einzelnen Themen so zu füllen, dass sich in ihnen das Leitbild, die Weltordnung, das Wertesystem und die spezielle Aufgabenstellung und Ausrichtung des jeweiligen Hospizdienstes wiederfindet.

Nach Darstellung der Inhalte und eines zeitlichen Rasters als Empfehlung zur Durchführung solcher Ermutigungs- und Befähigungsseminare für ehrenamtliche Mitarbeitende ist es sinnvoll, die Frage zu stellen, wann und ob eine Qualifikation in diesem Bereich abgeschlossen ist. Ist ein Mensch je ausreichend und abschließend qualifiziert, einem anderen Menschen behutsam, feinfühlig und achtsam in seiner letzten Lebensphase zu begegnen und ihm darin einen Teil Wegbegleitung anzubieten? Ist es nicht vielmehr so, dass ein stetes und bleibendes Lernen notwendig ist, ein immer wiederholendes Sicherinnern der wesentlichen Inhalte hospizlichen Denkens, ein immer währendes Einüben des Respektes vor dem Leben, des Respektes vor der Einzigartigkeit des Mitmenschen, der Fairness im Umgang mit fremden Reserven und der Haltung der Demut, die bestenfalls ein unterstützendes Element darstellen können bei dem kräftezehrenden Versuch eines Menschen, sein Sterben zu gestalten und somit zu bewältigen.

Dies alles bedeutet, dass ehrenamtlich Mitarbeitende in einem Hospizdienst fortlaufende Bildungsangebote erhalten und vor allem eine fachlich und menschlich kompetente Praxisbegleitung erfahren müssen. Spätestens an dieser Stelle wird klar, dass ehrenamtliche, d.h. unbezahlte Mitarbeit von Frauen und Männern im Hospiz sehr kostbar ist, somit auch ein Kostenfaktor, der auf Trägerseite zu berücksichtigen ist. Zwar wird für sie kein Gehalt gezahlt, der fortlaufende Fortbildungsrahmen erfordert aber ein nicht geringes Budget, das alljährlich eingerechnet und aufgebracht sein will.

Praxisbegleitung

Es wurde schon darauf hingewiesen, dass hospizliche Sterbebegleitung im Auftrag eines Dienstes oder einer Institution erfolgt, somit keinen privaten Charakter hat. Umso mehr ist darauf zu achten, dass der Hospizdienst seine große Verantwortung, die er für die sterbenden Menschen, ihre Angehörigen und Freunde, aber ebenso sehr für seine Mitarbeiterinnen hegt, in einem fortlaufenden Angebot einer Begleitung der Ehrenamtlichen zum Ausdruck bringt. In dieser Praxisbegleitung, die bei einem bestehenden Vertrauensverhältnis und entsprechender Ausbildung und Erfahrung von der Koordinatorin oder Einsatzleiterin durchgeführt werden kann, erhält sie wichtige Einblicke in die Belastbarkeit der Mitarbeiterinnen sowie in die Beschaffenheit, das Format und Niveau der alltäglichen Begleitarbeit. Sie lernt, wo es nachzurüsten gilt mit weiteren vertiefenden Bildungsangeboten, welche der Begleiterinnen eine besondere Zuwendung und Stütze benötigt und auf welche Themen vielleicht im nächstfolgenden Befähigungskurs verstärkt zu achten ist. Aber bei weitem ist dieser „Kontrollaspekt" nicht das Wichtigste an einer Praxisbegleitung. Gerade in diesem Teil der Qualifizierung erleben die Ehrenamtlichen sehr stark, was der persönlichkeitsbildende Gewinn des hospizlichen Einsatzes ist. Zum einen wird die Begleitung eines sterbenden Menschen und der ihm wichtigen Personen häufig als Geschenk wahrgenommen und bezeichnet. Die Dichte menschlicher Verbundenheit und das Erleben dessen, was angesichts des Todes wichtig und unwichtig wird, lässt ehrenamtlich Mitarbeitende immer wieder die eigene Lebens- und Beziehungsfülle (oder auch -armut) spüren und die persönliche Hierarchie der Lebenswichtigkeiten bedenken. Zum anderen ist gerade die Praxisbegleitung der Ort und Raum, wo diese Themen, Empfindungen, Erkenntnisse und Entschlüsse laut ausgesprochen und hinterfragt werden. In diesen Runden, wenn in ihnen mitmenschliche Solidarität und gegenseitige Achtung herrscht, erleben die Teilnehmerinnen, dass Hospizarbeit nicht nur Begleitung sterbender und trauernder Menschen heißt, sondern eine vertiefte Auseinandersetzung mit allen eigenen Lebensthemen und -bezügen darstellt und eine wichtige Unterstützungsmöglichkeit für die eigene Lebensgestaltung und Sinnsuche bedeuten kann. Dies kann dann ein erheblicher Zugewinn für das persönliche Leben und seine Erfüllung sein.

Eine kleine Sequenz aus einer Praxisbegleitung, in der es um die Betreuung eines AIDS-Patienten ging, sei beispielhaft nacherzählt. Der Hintergrund dieser Arbeit ist auf dem Boden der Gestalttherapie zu sehen.

Als Einstieg in eine solche Praxisbegleitung kann jedes seelische Erleben und jede Äußerung geeignet sein, sofern sie in ein arbeitsbezogenes Konfliktgeschehen mit einbezogen ist. Besonders hilfreich sind nichtsprachliche Ausdrucksformen von Missklängen, aber ebenso auch Widersprüche zwischen sprachlichem und nichtsprachlichem Ausdruck. Typisch für diese Art Praxisbegleitung ist das Aufgreifen des Offensichtlichen, also des momentan Beobachtbaren im Hier und Jetzt, da es immer auch Anteile des verborgenen tiefenpsychologischen Kräftespiels spiegelt. Das Hier und Jetzt als Brennpunkt des Erlebens ist der Ort möglicher korrigierender Erfahrung und ist sogleich Kreuzungspunkt der geronnenen Vergangenheit und des unbewussten Vorentwurfs in die Zukunft. Beim Wiederholen und Durcharbeiten schwieriger Problemsituationen werden frühere Szenen vergegenwärtigt und durch Rollen- und Perspektivenwechsel angereichert, ausgelotet und unter Umständen mit Hilfe eines neuen emotionalen Bezugsrahmens relativiert. Widerstandsphänomene werden mehr von ihrer ursprünglich sinnvollen Schutzfunktion her interpretiert, für den heutigen Entwicklungsstand jedoch immer auch relativiert. Statt Deutungen liebt die Gestaltarbeit mehr die Konfrontation mit dem eigenen Material des Teilnehmers, obwohl man auch dieses Vorgehen als eine Deutung im Vorfeld ansehen kann. Der Praxisbegleiter soll einfühlend begleiten, aber mit seinen persönlichen Einfällen eher zurückhaltend sein.

Eine Frau, Ende 30, erzählt von ihrer Betreuung eines wesentlich jüngeren AIDS-Patienten.

„Eigentlich ist es recht harmonisch bei uns zugegangen", versichert sie – und stockt. Ihr Körper erzählt mit: Vornübergebeugt hält er den Atem an, die Augen tanzen etwas unsicher über den Boden und weichen meinem Blick aus; in den Händen, die sich als Fäuste unwillkürlich gegeneinander pressen, sind Kräfte konzentriert. *„Eigentlich recht harmonisch...?"* wiederhole ich ihre eigenen Worte mit einem Fragezeichen in der Stimme und versuche, ihre Körpersprache zu spiegeln, um ihre verborgene Aussage offensichtlicher zu machen.

„Mögen Sie einmal in Ihre Hände hineinspüren und den Impuls, den Sie dort finden, verstärken und kommen lassen, was da kommen will." Sie greift diese Anregung auch tatsächlich auf und staunt, welche Kräfte sie zu mobilisieren imstande ist, wenn sie mit ihrem ungelösten Konflikt in Kontakt kommt. Ich sehe sie dann nach einer relativ langen Zeit erschöpft zurücksinken.

„Wollen Sie aussprechen, was Ihnen in den Sinn gekommen ist?"

„Es ist ein bitterer Kampf zwischen uns, zäh und unnachgiebig, eigentlich bis aufs Messer, aber wir wahren dabei eiskalt die Formen."

„In diesem Stellungskrieg scheint wohl jeder seine guten Gründe zu haben, sowohl dafür, für sich zu kämpfen, wie auch dafür, sich zu schützen?"

„Hm" (nachdenkliches Schweigen).

„Könnten Sie mir helfen zu begreifen, was in der einen ‚Faust' beziehungsweise Person und was in der anderen vor sich geht? Wählen Sie sich zuerst diejenige Seite für Ihre Argumente aus, die Ihnen zur Zeit erlebnismäßig erreichbarer scheint."

„Ja, also die rechte Faust steht für mich selber, die linke ist wohl Benno."

„Können Sie sich vorstellen, Sie beide stünden sich wirklich gegenüber, hier in diesem Raum, angedeutet durch diese zwei Stühle, die ich Sie bitten möchte, in den richtigen Abstand voneinander zu bringen? Wie würden Sie zu Benno

sprechen, wenn Sie es wagten, all das bisher Unausgesprochene zu ihm zu sagen?"

Sie stellt die Stühle weit auseinander.

„Ich werfe dir vor, daß du nichts aus deinem Sterben machst. Ich gebe mir so viel Mühe mit dir und du liegst einfach so rum. Da wäre noch so vieles zu regeln. Wenn ich das mit anderen vergleiche, die ich als Begleiterin kennengelernt habe..."

„Mit anderen...?", frage ich. „Mit wem z.B.?"

„Also, da war der Heinz, vor einem Jahr, der hat mir richtig imponiert. Der hat sein Sterben in die Hand genommen, alles geklärt, sich verabschiedet, so ganz anders als der Benno."

Wie mag diese Aussage wohl auf den Benno wirken? Was würde er wohl dazu sagen, wenn er es hören könnte?

Sie sitzt ganz ruhig, schaut aus dem Fenster. Ihre Augen verschleiern sich, sie senkt den Kopf. Leise sagt sie: „Ich glaube, er wäre nicht einverstanden mit dem Vergleich. Er würde sagen, er ist halt Benno und nicht Heinz."

„Okay, das ist eine wichtige Feststellung. Sind Sie bereit, ein kleines Experiment zu machen? Setzen Sie sich mal auf einen der beiden Stühle und stellen Sie sich vor, Sie sind nun der Benno. Auf dem anderen Stuhl – Ihnen gegenüber – sitzt der Heinz. Was würde Benno dem Heinz mitteilen?"

Gisela nimmt auf dem Stuhl Platz, schaut zu dem anderen Stuhl hin. Steht auf, rückt den anderen Stuhl etwas näher zu sich hin. Setzt sich wieder hin, schaut rüber, grinst ein wenig verlegen.

„Also, ich bin der Benno. Gisela kümmert sich um mich, du kennt sie ja auch. Sie kommt ja immer, regelmäßig, und ist eigentlich schwer nett. Aber manchmal nervt sie total. Sie pusht mich richtig, ich solle mich nicht hängenlassen, so bewältigen, andere hätten das auch gekonnt, du zum Beispiel. Ich werde richtig aggressiv. Bald sage ich da Bescheid, sie sollen wen anderen schicken. Oder gar keinen.

„So, Gisela, jetzt wechseln Sie mal auf Heinz' Platz. Spüren Sie mal in sich nach, wie es ihm geht, was er antworten würde."

„Kann ich gut verstehen. Das ginge mir auch so an deiner

Stelle. Ich kann doch auch nichts dafür, dass ich ein anderer Typ bin. Für mich war's halt wichtig, darüber zu reden.

Auch vom Religiösen und so. Sonst hätte ich keine Ruhe gekriegt – ich hatte doch solche Angst."

„Gisela, wechseln Sie wieder."

„Ja, Angst kenne ich auch." Gisela als Benno schweigt minutenlang. „Aber Religion, ich weiß nicht, da habe ich's nicht mit. Mir hilft, wenn ich dann rausfahre. Früher mit einem Motorrad. So richtig schnell, das war wie ein Rausch. Nur ich und niemand sonst, der Wind, die Straße, das Glück."

Gisela wechselt von allein.

„Ich bin nie mit dem Motorrad gefahren. Aber ich kann mir das vorstellen, man ist so weit weg und schnell und losgelöst von allem. So ein Rausch. Das ist ja fast so was wie religiös." Lange Pause. Ich gebe Gisela einen Hinweis, den Stuhl zu wechseln.

„Ja, genau." Lange Pause. Gisela wechselt wieder von alleine.

„Hast du mal der Gisela davon erzählt? Vielleicht solltest du das mal. Vielleicht versteht sie dann, dass du auch so eine Art hast, deine Art hast..."

Gisela bleibt versunken auf Heinz' Stuhl sitzen. Nach einiger Zeit blickt sie auf zu mir.

Lächelt. „Ist ja irre", sagt sie. „Was *ist irre?*" frage ich.

„Die haben mich voll durchschaut. Die haben mitgekriegt, dass ich ein Ziel mit ihnen habe.

Dass ich weiß, wie sie am besten sterben sollen. So, wie ich es mir einmal für mich vorstelle, so sollen die möglichst sterben."

Und dann nach einer kleinen Weile: „Ich schäme mich."

Ich lasse sie ein wenig in Ruhe und warte. Sie schaut wieder auf und ich sage *„und?"*.

„Und", antwortet sie, „das muss ja für sie furchtbar sein mit mir. Peng, da sitzt die Gisela und erwartet, dass sie gefälligst Giselas Tod sterben. Von wegen ihren eigenen. Und dann haben sie nicht nur Stress mit ihrer Krankheit, ihrer Schwäche, ihrem Lover, dem Arzt, dem Arbeitgeber, dem Nachbarn, der Rente, nee, dann auch noch mit mir. Sie müssen mich abwehren." Sie schüttelt fassungslos den Kopf. „Und eigentlich will ich sie doch unterstützen, ihnen helfen."

„*Eigentlich*", frage ich wie zu Beginn. „Okay", sagt sie, „ich hab's begriffen. Gleich wenn ich wiederkomme, red ich mit Benno und sag ihm, ich komm weiter, aber lass ihn in Ruh. Ohne eigentlich."

Die Gruppe lacht, bewegt sich, reckt sich.

Einer sagt „Eigentlich könntest du ihn gleich heute abend von hier anrufen, eh du's wieder vergisst."

Alle lachen. Gisela schaut erschöpft, aber wach, und lacht mit.

Später, im Feedback, erfährt sie, dass andere das auch kennen mit dem Ziel – einer erzählt, er sei mehr bei sich als bei Giselas Arbeit gewesen und sich ganz schön auf die Schliche gekommen, mit welchen Tricks er arbeite.

6.
Sinn- und Glaubenserfahrungen in der Begleitung Sterbender

(von Ulrich Moser)

Sinnlosigkeit des Sterbens?

Wenn etwas zu Sinn- und Glaubenserfahrungen im Sterben gesagt werden soll, so könnte leicht der Eindruck entstehen, dass hier für dieses so schwierige Thema noch ein erbaulicher Abschluss gesucht werden soll. Ein solches Unterfangen würde sich schnell dem Verdacht aussetzen, Sterbenden billigen Trost vermitteln zu wollen. Jeder, der solches versucht, wird schnell an seine Grenzen geführt. Als BegleiterInnen können wir nichts von der Endgültigkeit des Todes nehmen, von dieser absoluten Grenze, die das Leben radikal bedroht. Nichts von der unerbittlichen Einsamkeit, in die jeder Tod führt, wohin keiner mehr mitgehen kann, keiner mehr sich hinter einem anderen verstecken kann, keiner mehr sich auf die Meinung eines anderen herausreden kann.

Von da aus muss zunächst und allererst geklärt werden, ob es denn überhaupt möglich ist, sinnhafte und gläubige Erfahrungen im Sterben zu machen oder ob uns das Sterben nicht an eine Mauer führt, an der Sinn und Glauben letztgültig zerbrechen. Stehen wir nicht am Ende des Sterbens vor der Sinnlosigkeit des Todes: vor dem Leichnam, dem toten Leib, in dem sich eine ganze Lebensgeschichte ausdrückt, die jetzt aber nichts mehr zu sagen vermag, unwiderruflich untergegangen ist, nur noch fortlebt in den sich verflüchtigenden Erinnerungen der Menschen, die unerbittlich den gleichen Weg in das Vergessen gehen? So heisst es in einem Gedicht des Russen Jewgenij Jewtuschenko:

„Wenn ein Mensch stirbt,
dann stirbt mit ihm sein erster Schnee
und sein erster Kuss und sein erster Kampf...
all das nimmt er mit sich.
Die Menschen gehen fort...
Da gibt es keine Rückkehr.
Ihre geheimen Welten können nicht wiederentstehen.
Und jedesmal möchte ich von neuem diese Unwiederbring-
lichkeit hinausschreien."

Der Tod ist die absolute Grenze des Menschen und darüber
hinaus wissen wir nichts. Sterben bedeutet insofern, mit der
letzten und endgültigen Grenze des Lebens konfrontiert zu
werden. Es stellt damit die größte Herausforderung menschlichen Lebens dar.

Aus der psychologischen Forschung wissen wir: Der Tod ist
während des gesamten menschlichen Lebens psychologisch
präsent und bedeutsam. Das Bewusstsein, dass wir sterblich
sind, ist von Beginn des Lebens bei allen Menschen vorhanden, ob bei Jungen oder Alten, Gesunden oder Kranken. Das
Bewusstsein des Todes zu verdrängen oder seine Bedrohung zu
verschweigen, ist nicht – wie es so häufig behauptet wird und
faktisch geschieht – Zeichen einer „gesunden Lebenseinstel-
lung", sondern verhindert emotionales Wachstum. Daraus
wird deutlich, dass wir uns mit Sterben und Tod auseinandersetzen müssen, wir alle Lebenden, ohne Ausnahme, weil wir
alle wissen, dass wir den Weg dahinein gehen müssen. Das
Sterben, soweit es nicht völlig überraschend über uns herein-
bricht – und das geschieht dank der modernen Medizin immer
seltener –, verlangt dem Betroffenen eine Antwort ab. Sie verlangt eine Auseinandersetzung mit der dem Tod vorausgehen-
den Krankheit, dem Tod selbst, aber auch mit der Umwelt, besonders mit den nächsten und liebsten Menschen. Die Frage
ist nur wie, mit welchem Bewusstsein, mit welcher Einstellung wir dies tun: sieht es der eine als Schicksal, das von außen über ihn verhängt wurde, so begreift es der andere als letz-

te Phase seines ureigenen Lebens. Der dritte hingegen nimmt zwar die von der körperlichen Krankheit bedingten Einschränkungen bewusst auf sich, bemüht sich aber trotzdem um einen von ihr unabhängigen Bereich innerer Freiheit.

Sinnfindung im Sterben

Diese Überschrift mag vielleicht gleich zum Widerspruch reizen. Erleben wir den Tod eines Menschen nicht häufig als sinn-los, gerade wenn er ihn mitten aus dem Leben heraus trifft, aus seiner Zukunft heraus, die mit vielen Hoffnungen verbunden ist, oder aus seiner Verantwortung heraus, die er für andere Menschen hat? Kann es da so etwas wie Sinn überhaupt geben, oder laufen wir einfach einer Illusion nach, die wir besser lassen sollten, um einfach nüchtern die harte Realität anzunehmen?

Selbst wenn wir auf diese Fragen keine Antworten finden, scheinen wir Menschen um die Sinnfrage nicht herumzukommen. Wieso sollten wir sonst an Sterben und Tod solches Ärgernis nehmen, wo es doch tagtäglich überall geschieht, wenn auch häufig hinter Krankenhaus- und Pflegeheimmauern versteckt? Wieso regen wir uns so sehr darüber auf, wo doch jedes Kind schon weiß, dass Menschen – wie alles Lebendige – sterben müssen? Der Frage nach dem „Warum" begegnen wir bei vielen Sterbenden; sie scheint unumgänglich zu sein.

Wir wissen aus der Psychologie, dass es unterschiedliche Möglichkeiten gibt, mit der Erfahrung des Sterbens umzugehen. Diejenige Art und Weise, die dabei als wichtigste Form einer gelingenden Bewältigung steht, wird mit „positiver Umdeutung" umschrieben. Das Bewusstwerden des eigenen Todes wird nicht ausschließlich als tragisches Ereignis gesehen, sondern in ihm werden auch positive Aspekte entdeckt, wie sie vor allem aus einer gläubigen Sicht möglich sind.

Warum es für Menschen so wichtig ist, Sinn in ihrem Leben zu finden, darauf hat in letzter Zeit ebenfalls die psychologische Forschung hingewiesen. Wir brauchen Antworten auf die Frage, was es mit unserem Leben auf sich hat, was es bedeutet, ein gutes Leben zu führen, welche Ziele und Zwecke wir verfolgen sollen. „Der zu leben sich entschließt, muss wissen, warum er gestern zur Nachtzeit erwachte, wohin er heute durch die Straßen geht, wozu er morgen in seinem Zimmer die Wände mit weißem Kalk anstreicht", heisst es in einem Gedicht von Günter Kunert. Und jeder Mensch hat seine Antwort auf diese Frage, ob sie ihm ausdrücklich bewusst sein mag oder nicht. Sie lassen sich direkt an seinem konkret gelebten Leben ablesen, oder aber auch an seinen geheimsten Wünschen und Träumen. Menschen sind immer auf der Suche nach Sinn; ohne diesen Sinn wären wir orientierungslos und Zufällen oder fremden Mächten ausgeliefert. Und dieses Fragen nach dem Sinn macht auch vor dem scheinbar Sinnlosesten, dem Sterben und Tod, nicht halt.

Viktor Frankl, der Begründer der sogenannten Logotherapie, hat sich in seinem Denken intensiv mit der Frage auseinandergesetzt, wie Menschen in ihrem Leben Sinn finden können. Dabei betont er, dass Sinnerfahrung immer bezogen ist auf eine konkrete Situation, in der sich eine Person befindet. Damit muss Sinn immer neu gefunden werden. Innerhalb dieser Sinnfindung unterscheidet er drei Wertkategorien, durch deren Verwirklichung der Mensch Sinn finden kann. Die erste Kategorie beinhaltet Werte, die sich durch ein „Schaffen" verwirklichen lassen. Dabei kommt es für ihn nicht so sehr auf das „Was" der Tätigkeit an, sondern auf die Art und Weise, wie die Tätigkeit durchgeführt wird. Eine zweite Kategorie sind die „Erlebniswerte". Sie werden z. B. in der Hingabe an die Schönheit von Natur oder Kunst verwirklicht. Für Frankl ist das Leben jedoch grundsätzlich auch dann noch sinnvoll, wenn es weder schöpferisch noch reich an Erleben ist. Er nennt diese Werte „Einstellungswerte", die sich in Haltungen wie Tapferkeit im Leiden und Würde im Scheitern und Untergang zeigen. Einstellungswerte werden dort verwirklicht, wo etwas Unabänderliches, Schicksalhaftes hingenommen werden muss.

Der Mensch – solange er Bewusstsein hat – kann sich den Situationen gegenüber, in die er sich gestellt sieht, insofern frei verhalten, als er zu ihnen eine bestimmte Einstellung einnehmen kann. Menschliche Existenz kann für Frankl daher niemals wirklich sinnlos werden.

Gerade bei der Verwirklichung von Einstellungswerten ist es für Frankl entscheidend, sich des „Aufgabencharakters des Lebens" bewusst zu sein. Das Leben hat nur dann auf jeden Fall einen Sinn, wenn wir imstande sind, ihm einen Lebensinhalt zu geben. „Wer ein Warum zu leben hat, erträgt fast jedes Wie", zitiert Frankl in diesem Zusammenhang Nietzsche. Je mehr der Einzelne den Aufgabencharakter seines Lebens erfasst, um so mehr Sinn wird er im Leben finden. Das Leben ist keine bloße Gegebenheit, es ist ein Auf-gegeben-Sein.

Stellen Menschen die Frage nach dem Sinn ihres Lebens, werden sie nach Frankl letztlich auf sich selbst verwiesen. „Das Leben selbst ist es, das dem Menschen Fragen stellt. Er hat nicht zu fragen, er ist vielmehr der vom Leben her Befragte, der dem Leben zu antworten – das Leben zu ver-antworten hat." Menschliches Dasein ist Verantwortlichsein, darin vollzieht sich menschliches Existieren. Zu diesem Verantwortlichsein gehört auch die Erfahrung der Endlichkeit des Menschen, des Todes als endgültige Grenze menschlicher Lebensmöglichkeiten. Nur angesichts dieser Grenze ist der Mensch aufgefordert, seine Lebenszeit zu nützen und die einmaligen Gelegenheiten nicht ungenützt verstreichen zu lassen. So gewinnt gerade durch die Unumkehrbarkeit des Lebenslaufes jede Situation ihre Einmaligkeit und die darin liegende Aufforderung, Sinn zu finden. Dieses (sinnvoll) gelebte Leben ist für Frankl jedoch nicht eine abgetrennte Vergangenheit, sondern im Gegenteil eine Erfülltheit, die aufbewahrt und aufgehoben ist. Dem Sinn und Wert der gelebten Zeit kann die Vergänglichkeit des Lebens nichts anhaben.

Was bedeuten diese knappen Ausführungen nun in Bezug auf Sterben? In der Mitte steht dabei der Hinweis darauf, dass das Sterben Teil des Lebens ist und damit eine Aufgabe für den

Einzelnen. Es mag etwas seltsam und moralisierend klingen, wenn hier von einer Aufgabe des Sterbenden gesprochen wird. Muss auch im Sterben noch eine Leistung gebracht werden? Eine solche Sicht ist sicherlich abzulehnen. Es geht um etwas anderes, nämlich darum, den anderen in seiner Würde und Freiheit ernst zu nehmen. Dazu gehört vor allem die Fähigkeit, über sich selbst verfügen zu können, soweit dies möglich ist. Darüber ist schon viel in den ersten Kapiteln des Buches gesagt worden und soll hier nicht noch einmal wiederholt werden.

Ich möchte auf ein literarisches Beispiel hinweisen, in dem der gemeinte Sachverhalt auf einfühlsame Weise beschrieben ist. In seinem Roman „Das etruskische Lächeln" erzählt der spanische Autor José Luis Sampedro die Geschichte eines Sterbens. Der alter Bauer Salvatore Roncone aus dem kalabrischen Süden Italiens leidet unheilbar an Krebs und zieht zu seinem Sohn nach Mailand, um sich dort einer medizinischen Behandlung zu unterziehen. Er weiß, dass er nicht mehr lange zu leben hat und scheint die Behandlung eher seinem Sohn zuliebe als aus innerer Übezeugung über sich ergehen zu lassen. Da entwickelt sich langsam eine Beziehung zu seinem kleinen Enkelsohn, den er bisher kaum kannte. Plötzlich entdeckt er, dass dieses Kind ihn braucht. Auf eine Art und Weise zwar, die seiner Umgebung unverständlich und fremd ist, aber für ihn ergibt sich ein klarer Auftrag, der die fortscheitende Krankheit und den nahenden Tod in den Hintergrund treten lässt. Jeder ihm verbleibende Tag lohnt sich, da er noch eine Aufgabe hat. So wird sein Sterben nicht zu einem unerbittlichen Schicksal, sondern zu einer frei verantworteten Tat, in der er das tut, was jetzt getan werden muss. Selbst der Krebs, der in ihm wächst, ist nicht eine fremde Macht, die in ihm wütet, sondern er schließt einen „Pakt" mit ihm, ihn solange am Leben zu lassen, bis seine letzte Aufgabe, der letzte Liebesdienst, den er zu tun hat, erfüllt ist. Und so stirbt er nicht verbittert, auch wenn er nicht mehr all das mit seinem Enkel erleben kann, was er sich in schönen Bildern ausmalt, sondern „versöhnt" und mit einem Lächeln im Gesicht.

Solche Beispiele finden wir immer wieder bei Sterbenden, nicht immer so „literarisch schön", aber in vielen kleinen Handlungen, die wir als BegleiterInnen ernst nehmen und unterstützen können. Sie erleben es als eine sinnvolle Aufgabe, ihr Leben zu einem „guten Ende" zu bringen. Das kann sich zeigen in einer aktiven Sorge um den schwächer werdenden Körper und eine bewusste Mitbestimmung bei notwendigen medizinischen Behandlungen, um eine Regelung des Nachlasses bis hin zur Ermunterung und Tröstung von trauernden Angehörigen. Darin kann trotz aller unvermeidbaren Beschränkung das Leben als sinnvoll und damit in diesem Augenblick als lebenswert erlebt werden.

Begleitung Sterbender auf dem Hintergrund des christlichen Glaubens

Wie können wir Sterbende auf dem Hintergrund des christlichen Glaubens so begleiten, dass darin Sinn- und Glaubenserfahrungen möglich werden? Die folgenden Gedanken und Hinweise sind sicherlich nicht erschöpfend und für jede(n) BegleiterIn in allen Situationen angebracht. So wie jeder Mensch seinen Tod stirbt, so werden auch wir als BegleiterInnen in unterschiedlichster Weise unsere je eigenen Fähigkeiten und Einstellungen in den Begleitungsprozess einbringen. Ich bin davon überzeugt, dass eine glaubende und hoffende Haltung uns in der Begleitung Sterbender helfen kann, gerade bei gläubigen Personen. Damit will ich in keinster Weise sagen, dies sei eine notwendige Einstellung; es gibt eine Vielzahl von Gegenbeispielen dafür. Aber es kann eine Chance sein, derer wir uns bewusst sein sollten.

Rückblick auf das eigene Leben

Für viele Menschen, die ihr Sterben bewusst erleben, ist diese letzte Lebensphase eine Zeit des Lebensrückblicks, in der das eigene Leben, die Vergangenheit im Zentrum des Nachdenkens steht. In Gesprächen mit ihnen tauchen neben den aktuellen Themen, die sich meist um das gegenwärtige Erleben drehen, Ereignisse, Szenen und Erlebnisse aus der Vergangenheit auf. Zunächst ganz ungeordnet und assoziativ, scheinbar unzusammenhängend. Aber mit der Zeit, wenn Vertrauen gewachsen ist, werden bestimmte Ereignisse, häufig Begegnungen mit nahestehenden Personen oder entscheidende Lebensereignisse, immer wieder erzählt. Indem der Mensch so auf das eigene Leben zurückblickt, versucht er, die unterschiedlichen Teile seiner Lebensgeschichte zusammenzufügen, so dass sich in ihnen Sinn und ein Zusammenhang entdecken lässt. Es geht offensichtlich nicht nur um ein einfaches Vergegenwärtigen der Vergangenheit, sondern um ein Zusammenfügen, Integrieren des darin Erlebten und Erfahrenen. Es geht darum, Muster im Leben zu finden, die ihm Bedeutung, Richtung und Sinn verliehen haben. Dazu scheint es wichtig zu sein, die entscheidenden Wendepunkte im Leben zu entdecken, herauszufinden, was einem geholfen hat, inmitten von Schwierigkeiten zu bestehen. Durch Erinnerungen und Nachdenken versuchen wir zu entdecken, was das Leben zusammengehalten hat und was es auch weiterhin zusammenhält. So schreibt der Dichter Hermann Hesse am Endes seines Lebens über die Gabe, die der Schatz an Bildern bedeutet, „die man ... im Gedächtnis trägt und denen man sich mit dem Schwinden der Aktivität mit ganz anderer Teilnahme zuwendet als jemals zuvor". Es ist ein beeindruckendes Erlebnis, als BegleiterIn an diesem Prozess des Wiedererinnerns teilhaben zu dürfen. Wegen der Breite und den häufigen Wiederholungen im Erinnern der älteren Menschen ist es vielleicht nicht immer leicht, zuzuhören; aber für die, die dazu bereit sind, gibt es einen Ausgleich: persönlicher Sinn und Bedeutung im Lebenszyklus sind bei denen klarer ausgeprägt, die diesen Zyklus fast vollendet haben. Wie oft entdecken Menschen in ihrem vergangenen Leben eine geheimnisvolle „Führung", die sie durch ihr Leben begleitet hat, durch die schweren Kriegsjahre, durch persönliche Krisen und Unglücksfälle, die sich im Rückblick als heilsame Herausforderungen herausgestellt haben und dem Leben jenen Ernst und jene Bedeutung verliehen haben, die über jeden äußeren Erfolg hinausgehen, die einen ganz geheimen inneren Sinn in sich bergen, den zu entdecken eine große Befriedigung darstellt.

Aber was, wenn die Vergangenheit plötzlich leer erscheint oder voll von schmerzhaften und leidvollen Erfahrungen? Was, wenn die eigenen Erinnerungen Trauer, Scham, Schuld oder Abscheu hervorrufen? Nicht selten begegnen wir sogenannten „unerledigten Geschäften", die quälend im Bewusstsein bleiben und um die sich der Betroffene scheinbar endlos dreht. Häufig sind dies verpasste Chancen oder vergangene Konflikte mit nahe stehenden Menschen, die nicht mehr lösbar erscheinen, aber dennoch in der Erinnerung belasten. Ich erinnere mich an eine Frau, der im hohen Alter plötzlich bewusst wurde, wie sehr ihr der Vater gefehlt hat, der sich in ihrer frühen Kindheit von ihrer Mutter trennte und zu dem sie keinen Kontakt mehr haben konnte. Sie meinte, schon lange darüber hinweggekommen zu sein, aber in einsamen Stunden ihrer Bettlägrigkeit suchte sie nach Erinnerungen, um zu einem guten inneren Bild von ihrem Vater zu gelangen. Bis in ihre Träume hinein beschäftigte sie das Thema.

Diese Erinnerungsarbeit scheint genau das sein, was in dieser Situation vom Einzelnen verlangt wird, was noch eine sinnvolle Aufgabe darstellt. Die Vergangenheit wird durch das Sich-Erinnern nicht verändert, aber ihr Sinn erscheint plötzlich in einem anderen Licht. Wie ist so etwas möglich?

Das Leben eines Menschen ist nie so, dass sich alles Geschehen reibungslos und bruchlos darin einfügen ließe. Haben wir nicht auch sonst im Leben hin und wieder das Gefühl, vor einem Scherbenhaufen zu stehen, scheinbar ohne Ausweg?

Jedes Leben ist immer auch bruchstückhaft – und darf es auch sein! Aber unter welchen Bedingungen? Ein „Bruchstück" sein zu dürfen erscheint nur möglich, wenn es aufgehoben ist in einem größeren Sinnzusammenhang, in einer Vision gelingenden Lebens, in einem Lebensweg, „der zu etwas führt."

Dieser größere Sinnzusammenhang ergibt sich für den christlichen Glauben daraus, dass der Mensch über sein Alltagsbewusstsein auf einen tieferen Grund verwiesen ist. Gerade ein Blick in die eigene Vergangenheit kann deutlich machen, wie sehr wir im Grunde genommen fremdbestimmt leben: Der Mensch wird ungefragt geboren, wird ungefragt in einen ganz bestimmten Lebensraum hineingestellt und stirbt ungefragt. Diese Situation bekommt gerade am Ende des Lebens wachsende Brisanz. Denn nun wird die Zeit zu kurz, um diesem verfügten Leben einen neuen Stempel aufzudrücken, eine neue, individuelle Richtung zu geben. So droht die Gefahr zu resignieren, zu verzweifeln und sich dem Lebensüberdruss zu überlassen. Es gehört zu den belastendsten Erfahrungen in der Begleitung Sterbender, wenn die Betroffenen eine negative Bilanz ihres Lebens ziehen und sich zutiefst in einer Situation des Unheils erleben. Als BegleiterIn hat man zunächst keine andere Möglichkeit, als dennoch dazubleiben, das Leiden mit auszuhalten, ohne mit darin zu versinken. Das erfordert von der/dem BegleiterIn ein hohes Maß an Feinfühligkeit, Geduld und die Bereitschaft, ein ungebrochenes Interesse am Sterbenden aufrecht zu erhalten, ihm wirklich treu zu bleiben.

Demgegenüber weist der Glaube auf eine andere Erfahrungsdimension hin: Die Begegnung mit dieser Grenze kann als Hinweis erfahren werden, dass die Bedingtheit den Menschen auf etwas Größeres verweist, das sein Leben bei weitem übersteigt und doch auch trägt und erhält. Eine solche Erfahrung kann nicht „hergestellt" werden. Aber sie kann geschenkt werden im geduldigen Hinhören auf die Lebensgeschichte, in dem – oft durch Schmerz hindurch – Versöhnung erreicht werden kann.

Gespräche über religiöse und spirituelle Themen

Ich habe immer wieder die Erfahrung gemacht, dass Sterbende das Bedürfnis haben, über religiöse und spirituelle Themen zu sprechen. Selten am Anfang eines Begleitungsprozesses und häufig nur zögernd und zunächst scheinbar beiläufig. Wichtig ist, dass wir unsere Bereitschaft signalisieren, für solche Fragen offen zu sein, ohne das Gegenüber manipulieren zu wollen. Es muss auf jeden Fall vermieden werden, aus dem Besprechen von Lebensproblemen sofort ein Glaubensproblem „herauszudestillieren" oder das Geäußerte in diese Richtung zu interpretieren. Aber wir sollten aus innerer Redlichkeit uns umgekehrt nicht scheuen, Glaubensfragen zu erkennen und beim Namen zu nennen, wo wir sie spüren.

Der Glaubensweg jedes Menschen ist individuell. Es muss sehr behutsam und mit äußerstem Respekt auf ihn eingegangen werden. Wie wir aus empirischen Untersuchungen wissen, kann der Glaube eine wichtige Quelle sein, um mit den Belastungen des Sterbens fertig zu werden. Von daher kann ein Ansatzpunkt für das Gespräch die Frage sein, in welcher Weise der persönliche Glaube etwas für das Gelingen des eigenen Lebens bzw. der gegenwärtigen Situation beigetragen hat. Ziel eines solchen Gespräches ist es, dass dem Sterbenden die positiven Seiten seines Glaubens wieder bewusster werden, die oft in den Enttäuschungen des Alltags untergegangen sind. Ein Wissen um die religiösen Haltungen und Erfahrungen des Sterbenden ist notwendig, um auf Bedürfnisse im Hinblick auf religiöse Praktiken eingehen zu können. Die/der BegleiterIn muss wissen, welche Bedeutung das Beten oder sonstige religiöse Praktiken für den Menschen haben, um ihm in einer bestimmten Situation z. B. eine gemeinsames Gebet anbieten zu können.

Natürlich kann beim Gespräch über religiöse Themen viel Negatives zum Ausdruck kommen. Wie viele Kränkungen haben Menschen im Umgang mit der Institution Kirche erlebt oder tragen in sich Gottesbilder, die als zutiefst bedrohlich erlebt werden! Es ist eine Illusion zu glauben, man könnte diese Unheilsgeschichte leidvoller religiöser Erfahrungen in kurzer Zeit „aufarbeiten". Aber wir können erleben, dass es für die Betroffenen eine gewisse innere Entlastung bedeuten kann, ihre unheilvolle Geschichte des „Glaubens" am Ende ihres Lebens aussprechen zu können, ohne sich dafür rechtfertigen zu müssen.

Manchmal stellen Sterbende den BegleiterInnen Fragen, die nur schwer direkt zu beantworten sind: „Warum lässt Gott mich schon so lange leiden? Warum reißt er mich jetzt heraus aus meiner Verantwortung für meine Liebsten? Wenn er doch ein guter Vater ist, wieso lässt er das zu?" Eine „theologisch korrekte" Antwort wird in den meisten Fällen dem Anliegen der Betroffenen nicht gerecht. Als BegleiterIn spürt man das sehr schnell, denn häufig befriedigt die Antwort den Frager in keinster Weise, sondern führt nur zu neuem Fragen und sich daran anschließenden quälenden Grübeleien. Ohne dem Fragenden ausweichen zu wollen, ist es sinnvoller, die Frage auf die persönliche Betroffenheit hinzulenken: Was bedeutet die Frage für die konkrete Lebenssituation der Person, welche Bedeutung hat sie für den Betroffenen. Damit soll nicht die Frage an sich, die ja berechtigt ist, heruntergespielt werden, sondern der Schmerz, der hinter dieser Frage steht, in den Mittelpunkt gerückt werden. Erst wenn dieser Schmerz und die darin sich zeigende Bedürftigkeit nach Nähe wahrgenommen und mitgeteilt ist, kann versucht werden, dem Betroffenen dabei zu helfen, dass er selbst seine Antwort auf seine existenzielle Frage findet.

Annahme des Sterbens

Kann das eigene Sterben, der eigene Tod wirklich angenommen werden? Die Ehrfurcht vor dieser letzten und radikalen Herausforderung an jeden einzelnen Menschen verbietet es, von außen darüber zu urteilen. Empirische Studien weisen allerdings darauf hin, dass sich Patienten psychisch hin zu einer Annahme des Todes (weiter)entwickeln können und dass dieser Prozess durch Begleitung gefördert werden kann. Dabei stellt die Vermittlung von Ansatzpunkten von Hoffnung eine wichtige Aufgabe der Sterbebegleitung dar. Christlicher Glaube weist auf eine Hoffnung hin, die über die Begrenzung dieses Lebens hinausgeht, ohne es dadurch entwerten zu müssen. Im Gegenteil: die Möglichkeiten, die sich im gegenwärtigen Augenblick anbieten, können nur dann frei und unverkrampft wahrgenommen werden, wenn in ihnen nicht verzweifelt „alles" erreicht werden muss.

Allerdings muss hier gleich davor gewarnt werden, angesichts solcher angenommener Entwicklungsmöglichkeiten in einen Enthusiasmus zu verfallen. Besonders Patienten, die an chronischen Erkrankungen leiden, können zumindest nach außen hin innerlich ausgehöhlt und apathisch wirken. Diese Apathie darf nicht als Gleichgültigkeit verstanden werden, sondern stellt meistens das Ergebnis langwieriger physischer und psychischer Belastung dar, die den Patienten an der Rand des völligen Zusammenbruchs geführt hat. Bei solchen Menschen geht es darum, Schutz, Sicherheit und Halt zu geben, so dass sie sich nicht zurückziehen, sich als verlassen erleben und sich die Angst vor dem Sterben vor allem zu einer extremen Angst vor dem Verlassenwerden entwickelt. Sie brauchen gerade in den letzten Lebenswochen mehr als alles andere die Gewissheit, im Prozess des Sterbens nicht allein gelassen zu werden, sondern dass verlässliche Menschen um sie herum sind, die unter allen Umständen den Kontakt mit ihnen aufrecht erhalten und für sie erreichbar sind.

Dieser unbedingte Wunsch nach Beziehung bezieht sich in erster Linie auf Menschen, bei gläubigen Menschen auch auf Gott. Persönliches Gebet oder religiöse Symbole können den Glaubenden an Gottes Nähe erinnern und das Gefühl oder gar die Gewissheit vermitteln, in diesen Stunden von Gott nicht allein gelassen zu werden. Deshalb kann es gerade am Sterbebett eine wichtige Aufgabe sein – bei aller gebotenen Zurückhaltung und notwendigem Einfühlungsvermögen –, Sterbende in der „Beziehungsgestaltung" zu ihrem tragenden Grund zu unterstützen und zu ermutigen.

Bei einer solchen Begleitung wird es darum gehen, eine tragfähige Beziehung zu den Sterbenden zu entwickeln und dabei auf ihre Bedürfnisse einzugehen. Diese Bedürfnisse lassen sich vor allem an den die Gespräche begleitenden Gefühlen erkennen. Erhält der Sterbende die Möglichkeit, z. B. Verzweiflung und Trauer auszudrücken und werden diese Äußerungen von der/dem BegleiterIn – auch wenn sie ungerechtfertigt erscheinen, oder sich gegen sie/ihn selbst wenden – nicht-wertend und akzeptierend angenommen, kann die/der Betroffene ein gewisses Maß an Entlastung und Befreiung darin finden. Durch die Gelegenheit, Gefühle offen ausdrücken zu können, wird auch ein stärkeres Sich-öffnen nach außen gefördert, das den Patienten davor schützen kann, vereinsamt und verlassen zu sterben.

Die Möglichkeit, Ärger und Zweifel ausdrücken zu können, gilt in besonderem Maße auch Gott gegenüber. Bei schwerer körperlicher Krankheit gibt es eine natürliche Neigung, an Gott zu zweifeln und ihn in Frage zu stellen. Gefühle des Ärgers auf Gott und Entfremdung von ihm sind typisch für diese Zeit. Gerade ältere Menschen werden jedoch solche Gefühle aufgrund ihrer Erziehung nicht offen zulassen können, wenn sie darin nicht Unterstützung finden. Ein vorsichtiges Nachfragen, verbunden mit der Betonung der Normalität und Angemessenheit solcher Gefühle, kann ihnen die „Erlaubnis" geben, ihr inneres Erleben zu äußern. Das erfordert von der/dem BegleiterIn ein hohes Maß an Feinfühligkeit, Geduld und die Bereitschaft, ein ungebrochenes Interesse am Sterbenden aufrecht zu erhalten, ihm wirklich treu zu bleiben. Darin kann für den Sterbenden stellvertretend etwas von der Liebe und unbedingten Zuwendung Gottes erfahrbar werden, die uns im christlichen Glauben zugesagt ist.

Sterbende suchen nach Möglichkeiten, trotz des zu Ende gehenden Lebens noch etwas Sinnvolles tun zu können, noch eine „Aufgabe" zu haben und nicht einfach nur eine „Last" für andere Menschen zu sein. Sie wollen möglichst lange ihre Selbstverantwortung aufrecht erhalten und den Aufgaben-charakter des Lebens (Frankl) verwirklichen. Gelingt dies nicht, hat dies häufig negative Konsequenzen: sie können depressiv, verbittert oder aggressiv gestimmt sein. Deshalb ist es wichtig, dem Patienten das Gefühl zu geben, dass er auch weiterhin als ein Mensch geachtet wird, der sein Leben gelebt und in diesem viel geleistet hat, der über Erfahrungen verfügt und der angesprochen werden soll als einer, der nicht nur „abhängig" ist, sondern der auch noch etwas „geben" kann. Dieses Gefühl kann dem Sterbenden einerseits dadurch gegeben werden, ihn möglichst an allen Entscheidungen, die ihn betreffen, soweit dies geht zu beteiligen. Dem sind allerdings angesichts einer zunehmenden Abhängigkeit vielfältige Grenzen gesetzt. Gegenüber diesen wachsenden Einschränkungen betont der christliche Glaube das bleibende Gehaltensein durch Gott in jeder Situation. Der Wert des Menschen hängt nicht von seiner Leistungsfähigkeit ab, sondern ist ihm bleibend als Gottebenbildlichkeit geschenkt. Dies immer wieder durch Wort und Tat zu vermitteln, ist Aufgabe der/des BegleiterIn.

Im Verlauf des Sterbeprozesses kann es phasenweise zu Verwirrtheitszuständen kommen, in denen die Sterbenden sich nicht mehr in üblicher Weise verständlich machen können und ein Gesprächskontakt nicht mehr möglich erscheint. Gerade in solchen Phasen sollte der Kontakt nicht abgebrochen werden, weil er scheinbar „nichts bringt". Sterbende Patienten, die vorübergehend verwirrt waren, äußern immer wieder, dass sie gerade in diesen Phasen Angst gehabt hätten, nicht mehr verstanden und fortan allein gelassen zu werden. In solchen Zeiten kann vor allem Körperkontakt Sicherheit und Schutz geben. Als BegleiterIn spürt man, wie durch eine einfache Berührung Sterbende ruhiger werden und tiefer und entspannter atmen.

Jede Form von Sterbebegleitung fordert die ganze Persönlichkeit der Begleiterin/des Begleiters. Es verlangt die Bereitschaft, sich mit der eigenen Furcht vor Sterben und Tod auseinander zu setzen. Eine solche Auseinandersetzung ist keine psychisch ungesunde Form der Lebensfeindlichkeit, sondern im Gegenteil eine Chance zu emotionalem Wachstum. Grenzen im Leben können nur dann wirklich akzeptiert werden, wenn sie nicht als sinnlos und absurd erlebt werden. Sie haben immer auch eine existenzielle Dimension. Nur wer einigermaßen gelassen sich seinen Grenzen und denen seiner Mitmenschen stellen kann, dem ist es auch möglich, nach den verbleibenden Freiräumen zu suchen. Christlicher Glaube kann uns davon entlasten, von dieser konkreten Lebensgeschiche für uns selbst wie für die anderen „alles" erwarten zu müssen. Im Tod, so die Hoffnung des Christen, findet der Mensch seine Identität und wird zu dem, der er von Gott her immer schon gedacht war.

7.
Trauerbegleitung – ein wesentlicher Baustein der Hospizhilfe

(von Birgit Stappen)

Auch nach dem Tod eines lieben Angehörigen brauchen Hinterbliebene eine Kultur, in der ihre Erinnerungen gepflegt werden können. Für manch einen ist es wichtig, hin und wieder noch einmal zurückkehren zu können an den Ort, wo der Verstorbene seine letzte Lebenszeit verbracht hat. Hilfreich ist dort auch das Gespräch mit den Begleitern, die diese Erinnerungen teilen. Eine Krankenschwester erzählte mir einmal, dass sie Tagebuch führt über die letzten Lebensäußerungen ihrer Patienten und dieses Buch dann später den Angehörigen schenkt. Auch ein christlicher Gedenkgottesdienst kann Trauernde zusammenführen und den Austausch beleben. Viele vermissen ihre Verstorbenen sehr und haben dabei nicht selten Angst, dass ihre Traurigkeit anhalten und sie langfristig lähmen könnte. An dieser Stelle möchte ich ein bisschen aufklären und drei charakteristische Verlaufsformen des Trauerns beschreiben, die ganz natürlich sind und durchaus keine Anzeichen für eine komplizierte Form des Abschiednehmens enthalten.

Es gibt einen Schmerz, der lange anhält, wenn ein Verlust als sehr tiefgreifend empfunden wird. Häufig findet man in einem solchen Falle am Ende des offiziellen Trauerjahres noch eine ausgeprägte Niedergeschlagenheit. Auch mehrere Jahre später kann dieses Grundgefühl noch vorhanden sein und wird insbesondere durch Gedenktage wieder aktiviert. Hilfreich ist es, an dieser Stelle Raum zu geben für ein offenes und ehrliches Gespräch. Eine gute Erfahrung war für mich, eine Selbsthilfegruppe für verwitwete ältere Menschen einzurichten, wo ähnlich Betroffene einander austauschen können. Sie lernen voneinander, zu ihren Empfindungen zu stehen und konstruktiv für sich damit umzugehen, in dem sie Entscheidungen für das Leben treffen. Ich möchte nun am Beispiel der Erfahrungen von Frau S. zeigen, wie sich ein Trauerprozess gestaltet, der sehr lange währt: Als ich Frau S. kennen lernte, war ihr Mann bereits drei Jahre verstorben. Ein Seelsorger machte mich darauf aufmerksam, dass sie nicht loslassen könne. Ich lud Frau S. in meinen Gesprächskreis ein, dem sie 15 Jahre bis zu ihrem Tode verbunden blieb. Nach einer langen Zeit der Pflegebedürftigkeit war Herr S. zu Hause verstorben. Obwohl die Prognose schon lange als sicher galt und Frau S. sich hätte auf den Abschied vorbereiten können, war sie im Moment des Todes völlig überwältigt, wie betäubt. Es vergingen Stunden, bis sie sich innerlich vergegenwärtigen konnte, was geschehen war. Erst jetzt rief sie den Arzt. Heftig appellierte sie an seine Hilfe und schilderte ihm auch ihre großen psychosomatischen Beschwerden. Sie könne weder schlafen noch etwas essen. Im ersten halben Jahr verschlimmerte sich das Gefühl der Niedergeschlagenheit. Neben der traurigen Grundstimmung traute Frau S. sich selbst nichts mehr zu. Sie fühlte sich von anderen zurückgewiesen, hatte kaum eine Vorstellung von ihrem Selbstwert und litt weiterhin unter einem schlechten Körperempfinden. Sie verließ sich ganz auf andere und bat ihren Sohn, der sehr weit entfernt wohnte, ihre Angelegenheiten zu regeln. Ihre bisher gewohnte Lebensweise schränkte sie drastisch ein, ging kaum noch vor die Tür und traf keine Bekannten mehr. Ängste stellten sich ein, und Frau S. hatte ein Gefühl, innerlich zerrissen zu sein. Wie in einem Film, durch eine milchige Glasscheibe nahm sie die Ereignisse um sich herum wahr und konnte immer noch nicht fassen, dass sich mit dem Tod ihres Mannes etwas Entscheidendes für ihr Leben verändert hatte. Täglich deckte sie für ihn den Tisch, setzte sich niemals auf seinen Platz und grämte sich mit der Vorstellung, dass ihr Mann nun im kalten Grab liege und frieren müsse. Auch gab sie sich selbst die Schuld, nicht alles in der Pflege ganz gut gemacht zu haben, und richtete heftige Vorwürfe gegen sich selbst. Nach neuen Möglichkeiten für ihr Leben konnte sie lange nicht suchen, weil sie zu sehr mit der Vergangenheit beschäftigt war. Auch am Ende des ersten Jahres war Frau S. in ihrem Denken und Fühlen noch ganz bestimmt von ihrer Ehe und vom Ausmaß ihres Verlustes. Sie identifizierte sich mit dem Verlorenen und konnte keinen Bezug zur Gegenwart herstellen. Den Arzt konsultierte sie wegen ihrer bekannten Nöte, und auch den Seelsorger bemühte sie und klagte über ihr Schicksal. Sie suchte Menschen, an die sie sich anlehnen konnte, und war bereit, sich an deren Bedürfnisse anzupassen. Sie erkannte im Gespräch mit anderen Frauen, dass sie in ihrem ganzen Leben sehr viel anderen (insbesondere ihrem Mann) überlassen hatte, und sie lernte, dass ihre Aufgabe darin bestand, für sich selbst Verantwortung zu übernehmen. Sie erkannte auch in der Selbsthilfegruppe, dass sie nicht allein war mit ihren Erfahrungen. Gestützt durch die innere Anteilnahme und durch die Begleitung der anderen Gruppenmitglieder gelang es Frau S., noch 15 Jahre ihres Lebens auf für sie zufriedenstellende Weise zu gestalten. Das hätte sie sich anfänglich selbst nicht zugetraut. Erst durch die Bestätigung anderer hat sie diesen Mut für sich finden können. Die Geschichte von Frau S. zeigt, dass wir für die Zeit des Trauerns keine Frist setzen und dass wir die Möglichkeiten zwischenmenschlicher Solidarität niemals unterschätzen dürfen.

Eine andere Form der Auseinandersetzung mit dem Verlust eines geliebten Menschen stellt sich bewegter und unruhiger dar. Frau L. war Zahnärztin gewesen und hatte sehr nüchtern und klar unter Aufbietung all ihrer Kräfte ihren Mann über sechs Monate zu Hause gepflegt. Als dieser starb, wusste sie, was zu tun war. Sie wusch ihn und kleidete ihn, bis der Sarg eintraf. Sie stellte ihre eigenen Bedürfnisse zurück und funktionierte mit aller Tapferkeit. Sie korrigierte sogleich ihre Erwartungen an ihr Leben und begriff sofort, dass sie nun Witwe war. Alle Formalitäten regelte sie selbst, ohne dabei fremde

Hilfe in Anspruch zu nehmen. Nach der Beerdigung begann sie, ihr Haus neu zu gestalten. Die körperlichen Arbeiten waren so anstrengend, dass sie beim Aufhängen der Gardinen von der Leiter fiel und für mehrere Wochen ins Krankenhaus musste. Dabei schmiedete sie gedanklich viele Pläne, was sie in Zukunft noch unternehmen, wie sie neue Freunde und Bekannte finden könnte. Sie war voller Hoffnung und allzu bereit, neue Chancen aufzugreifen. Allerdings gab sie den Gefühlen, die durch den Tod ihres Mannes ausgelöst worden waren, nahezu keinen Raum. Ihr Unfall zeigte ihr, dass sie mit ihren vielen Aktivitäten und Vorhaben zu stark vor der eigentlichen Auseinandersetzung mit dem Verlust floh. Glücklicherweise verstand sie die Botschaft ihres Sturzes und konnte sich ihrer Trauer im guten Sinne stellen.

Es ist gut, wenn man die Fassung wahren kann, problematisch wird es allerdings, wenn man unter einer Art innerem Zwang steht und damit verhindert, dass eine natürliche Trauer ausgelöst wird. Frau M. kam in unseren Gesprächskreis für verwitwete Frauen drei Monate nach dem Tod ihres Mannes. Er sei in einer Spezialklinik für Patienten mit schwerster Krebserkrankung gewesen. Eines Tages sei sie gekommen und habe ihren Mann nicht im Zimmer vorgefunden. Man sagte ihr, er sei gestorben. Ob sie ihn denn noch einmal sehen wolle, um Abschied zu nehmen. „Nein, ich will meinen Mann so in Erinnerung behalten, wie ich ihn gekannt habe", sagte Frau M. mit dem Brustton der Überzeugung. Als ihr die anderen Frauen in der Gruppe erzählten, wie wichtig das Abschiednehmen für sie selbst gewesen war, brach die Fassade von Frau M. zusammen, und sie konnte in einer geschützten Atmosphäre ihre wahren Empfindungen äußern, sich auch einmal schwach geben. Dies empfand sie als wohltuend und heilsam.

Doch was meinen wir, wenn wir von einer gelingenden Trauer sprechen? Wann können wir sagen, jemand hat seinen Verlust bewältigt, Leid und Schmerz überwunden? Hier kann die Geschichte von Frau J. Aufschluss geben. Vor einigen Jahren bot ich über die Tageszeitung einen offenen Gesprächskreis zum Thema „Älterwerden als Frau" an. Wir hatten uns in einer kleinen Runde wenige Male getroffen, als eines Tages eine hochbetagte alte Dame zu uns stieß. Sie war ganz in schwarz gekleidet, wirkte sehr verstört und niedergeschlagen. Scheu setzte sie sich zu uns, um ein bisschen zuzuhören. Nach einer guten Stunde begann sie, sich vorsichtig am Austausch zu beteiligen. Ja, sie habe tiefschürfende Veränderungen in ihrem Leben erfahren. Alles, was ihr einmal wichtig gewesen sei, sei unwiederbringlich vorbei. Deshalb suche sie das Gespräch, um mit anderen darüber nachzudenken, was für die Zukunft wichtig wäre zu tun. Nachdem ihr Mann nach einer langen Zeit der Pflegebedürftigkeit jetzt tot sei und ihre Tochter Suizid begangen habe, frage sie sich, ob sie in der gewohnten Umgebung bleiben oder in ein Altenheim umziehen solle. Das Für und Wider der ein oder anderen Lebensform wurde in der Gruppe diskutiert. In der nächsten Woche kam Frau J. wieder in den Kreis. Es habe ihr so gut getan, unter Menschen zu sein. Sie habe sich angenommen und wertgeschätzt gefühlt. Die Gruppe wählte das Thema „Freizeitgestaltung", und verschiedene Hobbys wurden näher ausgeführt. Da schaltete sich Frau J. ein und erinnerte sich: „Ich habe immer so gern gedichtet. Da hatte ich ein Talent, das vielen Freude bereitet hat." Von da an brachte Frau J. viele Gedichte zu den unterschiedlichsten Lebensereignissen mit. Auch ersann sie eine Reihe von Spielen zum Gedächtnistraining, um auch im Alter fit zu sein. Unergründlich war ihr Ideenreichtum, wenn es darum ging, einen Malermeister für die Renovierung ihrer Wohnung zu finden, der nicht allzu teuer war. Phantasiereich entwickelte sie Lösungen und scheute auch selbst keine Mühe, sich direkt oder indirekt an den Aufgaben zu beteiligen. Sie legte mit der Zeit die schwarze Kleidung ab, managte ihr Leben eigenständig und schloss über den Gesprächskreis neue Freundschaften. Dabei war sie es auch, die die anderen animierte, auch am Wochenende etwas miteinander zu unternehmen. Sechs Jahre sind nun nach dem Tod ihrer Angehörigen vergangen. Vor wenigen Tagen war ich zum 90. Geburtstag von Frau J. in eine frohe Runde eingeladen. Wir Gratulanten nahmen in vielfältiger Weise Bezug auf die Augenblicke der ersten Bekanntschaft in den für Frau J. so schweren Stunden und gaben unserer Freude über diese positive Entwicklung Ausdruck. Wie schildert Frau J. selbst die Weisheit ihres so langen und bewährten Lebens? Sie sagt hierzu dem Sinne nach: „Als ich damals kam, da war für mich alles vorbei. Aber dann dachte ich: Wenn der Herrgott mir einen oder noch viele Tage schenkt, so will ich jeden Augenblick gestalten und mit ein bisschen Liebe füllen. Meine Lebensziele sind im Vergleich zu früher ganz anders, viel bescheidener geworden. Aber ich freue mich an jedem Sonnenstrahl, erwarte nicht zu viel von meinen Mitmenschen und bin bemüht, das Gute, das ich habe auch weiterzugeben. Ich spüre die Nähe all meiner Lieben, die verstorben sind, immer um mich. Zum Geburtstag schenkte meine Urenkelin mir ein selbstgemaltes Bild mit einem Weg, der weit in den Himmel reicht. So fühle ich mich wirklich verstanden: Ich tue das Meine dazu, dass der Alltag gelingt, aber im Herzen bin ich mit allem versöhnt und fest verbunden mit meinen Lieben in der Ewigkeit. In der Zuversicht, eines Tages auch dorthin zu gelangen, hoffe ich noch auf ein paar Jährchen in Gesundheit auf dieser Erde."

Der Weg, den Frau J. in ihrem Leben beschritten hat, ist ein Reifwerden durch viele schwere Herausforderungen und Schicksalsschläge hindurch. Mit einem klaren Sinn für die Realität beschönigt sie nichts und lässt auch die Stimmungen und Empfindungen zu, die zu den Ereignissen gehören. Sie korrigiert ihre Erwartungen an das Leben und akzeptiert in vollem Bewusstsein die Veränderungen, die eingetreten sind. So kann sie neue Hoffnung schöpfen und Chancen für ihre persönliche nahe Zukunft aktiv aufgreifen. Sie täuscht sich nicht über die Wirklichkeiten hinweg und weicht nächsten Schritten und Aufgaben nicht aus.

Der Prozess des Trauerns ist letztlich ein heilsames Geschehen, in dem es auf Verständnis und mitmenschliche Solidarität entscheidend ankommt. Für die Begleitung ist ein offenes Ohr und natürliches Verhalten wichtig. Man braucht vor den Phänomenen des Trauerns keine Angst zu haben. Die meisten Menschen meistern ihre Sorgen und Nöte recht erfolgreich. So möchte ich am Ende auch dazu ermutigen, Hinterbliebene nicht allein zu lassen, sondern im Rahmen der Hospizhilfe mit Phantasie weiterhin Kontaktangebote zu machen und miteinander ein weiteres Stück Weg zu gehen.

Die Mitarbeiter und Mitarbeiterinnen

Reinhard Dinter, Prof., Diplom-Ökonom, tätig an der KFH Mainz im Bereich Pflegemanagement.

Michael Haag, Dipl. Kaufmann, Referent im Caritasverband der Erzdiözese Köln und mit der Hospizthematik in NRW befasst. Lehrbeauftragter an der KFH Mainz.

Ulrich Moser, Dr. theol., Dipl. Theologe und Dipl. Psychologe. Leitet das Heilpädagogische Seminar in Gengenbach, Lehrbeauftragter an der KFH Mainz.

Monika Müller, Leiterin der Ansprechstelle im Land NRW zur Pflege Sterbender, Hospizarbeit und Angehörigenbetreuung (ALPHA Rheinland), Supervisorin, Beraterin und Therapeutin.

Birgit Stappen, Prof., Dr., Diplompsychologin, tätig an der KFH Mainz im Bereich Pflegemanagement.

Trauernden und Sterbenden nahe sein

Daniela Tausch-Flammer /Lis Bickel
Wenn ein Mensch gestorben ist
Würdiger Umgang mit dem Toten
Band 4978
Sensible Möglichkeiten, um die letzten Tage mit dem Toten liebevoll
und in Würde zu gestalten.

Yoel Hoffmann
Die Kunst des letzten Augenblicks
Todesgedichte japanischer Zenmeister
Band 4965
Abschiedspoesie, die Einsichten und Stimmungen enthält, so vielfältig
wie die Menschen in ihrer letzten Stunde.

Georg Schwikart
Niemand geht ohne Spuren
Mit dem Tod leben
Band 4932
Ein spannend zu lesendes und tiefes Buch für alle, die sich mit dem
Thema Sterben und Tod beschäftigen.

Daniela Tausch-Flammer/Lis Bickel (Hrsg.)
Spiritualität der Sterbebegleitung
Wege und Erfahrungen
Band 4791
Wer offen und achtsam einen Sterbenden begleitet, wird von etwas
berührt, was außerhalb der Alltagserfahrung liegt. In diesem Band spiegeln
sich die vielfältigen Erfahrungen von langen Jahren in der Hospizarbeit.

Paul G. Quinnet
Es gibt etwas Besseres als den Tod
Suizidgefährdung – Rat und Hilfe
Band 4788
Der Autor eröffnet Möglichkeiten, im Leben neuen Sinn zu sehen. Ein
Buch nicht nur für Suizidgefährdete, sondern auch für Angehörige und
Therapeuten.

HERDER spektrum

Johann-Christoph Student
Im Himmel welken keine Blumen
Kinder begegnen dem Tod
Band 4967

Sensibel, ehrlich, tröstlich: „Antworten auf die brennenden Fragen aller Betroffenen".

Doris Zagdanski
Wenn die Worte fehlen
Auf trauernde Menschen eingehen
Band 4834

Worte für Trauernde zu finden ist schwer. Die Autorin zeigt, wie es geht, Menschen in dieser schwierigen Situation zur Seite zu stehen.

Derek Doyle
Wenn ein naher Mensch im Sterben liegt
Hilfen und Ratschläge
Band 4772

Ob es um das Gespräch miteinander oder den Umgang mit eigenen Gefühlen geht – Doyle bietet wertvolle Orientierungshilfen und alle notwendigen Informationen.

Monika Müller/Matthias Schnegg
Unwiederbringlich – Vom Sinn der Trauer
Hilfen bei Verlust und Tod
Band 4796

Erfahrene und kompetente Begleiter sprechen hier über einen Lebensabschnitt, der zu oft verdrängt wird. Ihre Erfahrungen und Reflexionen sind wirkliche Hilfe zum Leben.

Robert Spaeman/ Thomas Fuchs (Hrsg.)
Töten oder sterben lassen
Worum es in der Euthanasiedebatte geht
Band 4571

Das leidenschaftliche Buch des bedeutenden Gegenwartsphilosophen und Ethikers.

HERDER spektrum